EL LIBRO BLANCO DE LA
SALUD DENTAL
NATURAL

Carlos de Vilanova

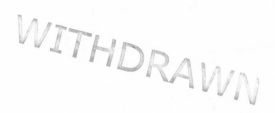

Salud • Editorial Arcopress
Directora editorial: Isabel Blasco
Diseño y maquetación: Teresa Sánchez-Ocaña

Imprime: Coria Gráfica
ISBN: 978-84-17057-62-6
Depósito Legal: CO-1072-2018
Hecho e impreso en España - *Made and printed in Spain*

*Cuídate de los ácidos, porque
atacan el esmalte, pero también de
las pastas dentales, porque son las
que impiden el reesmaltado natural
del diente gracias a la saliva.*

Carlos de Vilanova

ÍNDICE

INTRODUCCIÓN

*«Toda verdad atraviesa tres fases: primero, es
ridiculizada; segundo, recibe violenta oposición;
tercero, es aceptada como algo evidente».*

— *Arthur Schopenhauer*

Siento darte una mala noticia: existe un producto químico que usas en varias ocasiones al día, más concretamente unas 80.000 veces a lo largo de tu vida, que está comprometiendo la salud de tus dientes, encías, mucosas y también tu salud en general. Es un producto blanco —gracias al colorante dióxido de titanio que contiene— denominado «pasta dental o dentífrico».

Las pastas de dientes —al igual que los colutorios dentales— son un auténtico veneno compuesto por una mezcla química que deberías evitar a toda costa si quieres mantener tu salud general, y la de tus dientes y huesos en particular. La falsa publicidad dice que el deterioro dental es por falta de flúor, lo cual es un engaño terrible, así que nunca olvides esto: lo que en realidad deteriora tus dientes son dos cosas, *los ácidos y las pastas dentales.*

La buena noticia es que puedes salvar tus dientes desde ya si limitas el ataque de los ácidos de las comidas y si decides abandonar el mito pernicioso de usar pasta dental para el cepillado, pasándote a la única cosa que limpia los dientes y encías a fondo: el jabón natural (no el industrial).

Los dientes son una de las primeras cosas que los demás observan de nuestra cara porque una sonrisa saludable es la mejor carta de presentación de cualquier persona. De ahí que las clínicas de estética dental sean un floreciente negocio en la actualidad, en las que se ofrece de todo: implantes, ortodoncias, blanqueamientos dentales... Por eso, prevenir las patologías dentales y no tener que recurrir después a una clínica para solucionar nuestros males es siempre lo más adecuado.

Al final de este libro os propongo, a modo de resumen, un extenso programa de regeneración dental natural, el cual iré desarrollando paulatinamente en los diversos capítulos. Creo que el valor de la información que comparto este libro, para todos aquellos que desean cuidar su salud dental —o la de los suyos— de un modo natural y eficaz, es inmenso, pues nunca nadie nos ha explicado todo esto. Algunos lo hemos aprendido a fuerza de golpes, siempre a costa de nuestra salud dental. Por eso, ahora deseo compartirlo, tal como hice en su día con la Limpieza Hepática[1] y otras técnicas de salud natural, porque considero que es muy fácil evitar usar las pastas dentífricas como alternativa.

Por increíble que nos parezca, el flúor no previene ni tampoco evita las caries dentales, sino que encima nos daña las encías y el esmalte, ya que lo vuelve más frágil. El flúor produce *fluorosis dental*, que es un desarrollo incompleto del esmalte por ingestión crónica del fluoruro. El primer indicio de que el flúor es altamente tóxico y peligroso para la salud es la advertencia que verás impresa en el propio tubo de pasta de dientes, con el fin de evitar que los niños la ingieran en exceso. Ese exceso consiste en tragar una cantidad mayor que el tamaño de ¡un guisante!:

«Niños de 6 años o menores utilizar una cantidad del tamaño de un guisante bajo la supervisión de un adulto, a fin de minimizar el riesgo de ingestión».

Y también nos lo advierten del mismo modo en los colutorios dentales:

1. Solo para adultos
2. No ingerir
3. Manténgase fuera del alcance de los niños.

De aquí surge una primera pregunta: ¿Por qué estamos tan ciegos que no vemos el riesgo para la salud de las pastas dentales, e incluso el riesgo para la vida en caso de ingestión accidental?

Cada día que pasa, algunos consumidores son más conscientes de que las pastas dentales y colutorios son un peligro para la salud dental y general de las personas. Por eso, el método de cepillado con agua y jabón natural preconizado inicialmente en EE. UU. por el Dr. Gerald F. Judd es según mi experiencia personal la mejor garantía para mantener una dentadura saludable y bonita, y no perjudicar nuestra salud dental y general.

El agua jabonosa desinfecta toda la boca, elimina las bacterias de los dientes y de las encías y limpia a fondo la dentadura, preparándola para el reesmaltado constante del propio diente a partir de nuestra saliva y ali-

---

1. Ver del mismo autor: *Guía para limpiar el hígado, la vesícula y los riñones.*

mentación. Solo cuando nuestros dientes están limpios de ácidos alimentarios y de grasas — como la glicerina de los dentífricos y colutorios— estos se remineralizan adecuadamente. Y todo esto se consigue simplemente con... ¡agua y jabón!

¿Sabía usted que el flúor y el cloro tienen afinidad por la glándula pineal, que es la glándula maestra que regula el comportamiento? Entre muchas otras cosas, esta glándula regula nuestra capacidad de reaccionar a diversas situaciones mediante el mecanismo de defensa conocido como «lucha o huida». Por eso, *fluorificar* la pineal equivale a dejar inoperativa la capacidad de reacción del ser humano, es decir, es el mejor modo de aborregar a las masas... No es broma, ¡esto está sucediendo ya de modo global! El flúor es un potente neurotóxico que actúa de esta manera sobre el cerebro; es un matarratas semejante al arsénico, que está demostrado que promueve el Alzheimer y reduce el coeficiente intelectual, además de dañar las encías... Por cierto, el arsénico también se usó anteriormente en las pastas dentales... ¡matarratas para desinfectar las bacterias de la boca!

Mi consejo, por tanto, es: dejad inmediatamente de utilizar pastas de dientes y colutorios de laboratorio, y empezad a cuidar vuestra boca de verdad, de un modo acorde a la ley natural con un simple cepillado con agua y un toque de jabón natural, sin químicos. Comprobad su eficacia y explicádselo después a vuestra familia y amigos; y extended esta información, porque les haréis mucho bien, quizá más del que ellos sean capaces de comprender en un primer momento.

A menudo creemos en mitos y leyendas urbanas tan solo porque vienen amparadas por las instituciones oficiales que mantienen el poder, o también porque aquellos que nos rodean suelen validarlos a menudo con sus comportamientos. Es difícil ir contra la costumbre generalizada, aunque sospechemos que esta sea falsa. Disentir del dogma oficial está penado socialmente, y todos sabemos que existen numerosas creencias que están basadas en falsedades. Son auténticas leyendas urbanas, oficializadas, programadas y propagadas por los detentadores del poder económico y político, para mantenernos atados a su conveniencia e interés. Lo voy a repetir muchas veces: el flúor presenta indicios muy claros de neurotoxicidad, tal como señala la agencia de protección ambiental de EE. UU., pero nadie parece querer cuestionarlo.

Recuperar la salud con fármacos es otro de estos mitos. Nos mienten diciendo que las enfermedades se curan con fármacos, cuando en realidad lo que único que hacen es cronificarlas, debido a que lo que quieren es vendernos sus productos farmacéuticos. También nos cuentan milongas como que al cáncer hay que tratarlo con radiaciones nucleares a base de protones. Pues nada, que suelten una bomba atómica cerca y así nos curamos todos de una vez... Sin duda, el ser humano ha perdido el sentido común.

Las bondades de la leche de supermercado son también otro mito[2], uno de los más grandes, además, creado por el marketing empresarial para sacarnos el dinero a cambio de nuestra salud natural. Ningún animal toma leche cuando es adulto, y tampoco el hombre está preparado para ella, sin embargo, sigue apegado a la teta de un animal como si estuviera sometido a una hambruna...

Acércate al supermercado y mira la sección de productos dentales. Verás docenas de marcas de pastas dentales, cepillos, colutorios... Un floreciente negocio se mueve detrás del estado de tus dientes. La salud oral natural nada precisa de todo ello, quizá sea por eso que no se promociona en un mundo donde el consumismo es el rey. Pero la Salud Natural, en realidad, no tiene nada que ver con lo que nos han contado los vendedores de fármacos o de productos dentales. En fin... cada uno deberá decidir, todos somos mayorcitos y supuestamente libres de elegir, pero para eso debemos basarnos en una información fidedigna y verdadera. Este pequeño libro trata de dártela, como todos los míos, para que por lo menos te cuestiones lo que nos dicen...

Como antropólogo, procuro siempre cuestionarme la realidad en todo momento, especialmente la sanitaria, que viene «envasada» desde los sectores predominantes de la sociedad (políticos, corporaciones industriales, farmacéuticas, etc.), y normalmente encuentro más paja que trigo en todos ellos. La verdad es auténtica y casi nunca está con los poderosos, porque para ser auténticos estos tendrían que ser primero honestos, y eso no les daría el poder que ambicionan. Decir la verdad no interesa a nadie que busque el lucro y, por tanto, vamos a tener que cuidarnos de «la oficialidad» y empezar a buscar nuestra salud siempre fuera de los sectores oficiales predominantes, porque a la verdad, estos la dejan siempre fuera.

---

2. Véase *El Estudio de China*, del Dr. T. Colin Campbell, publicado por Editorial Sirio.

*Tienes que comprender que la mayor parte de
los humanos son todavía parte del sistema.
Tienes que comprender que la mayoría de la gente no
está preparada para ser desconectada. Y muchos de
ellos son tan inertes, tan desesperadamente dependientes
del sistema, que lucharían para protegerlo.*

— *The Matrix*

La calidad de nuestros dientes está también íntimamente relacionada con nuestra salud. De hecho, ambos, salud dental y salud general van de la mano y si queremos cultivar tanto una como la otra debemos trabajar de un modo holístico o global. La salud natural es siempre holística en sus planteamientos, incomprensibles para muchos especialistas que son incapaces de ver el conjunto orgánico como una magistral orquesta sinfónica dirigida por la batuta de la Naturaleza. Nadie, ningún doctor o académico, es más sabio que ella, porque al cuerpo no lo fabricaron los laboratorios, por mucho que estos pretendan corregirlo con sus fórmulas. Por eso, siempre digo que a la verdad le importa un comino lo que tú o yo creamos al respecto. Ella simplemente es «independiente» de toda opinión, la verdad siempre se mantiene; oculta o no, ella permanece. Mientras nosotros debatimos y opinamos al respecto, la verdad es la que es. Pero para lograr acceder hasta ella, antes hay que cuestionarse todo lo que rodea al asunto, y discernirla entre tanta desinformación.

Por poner otro ejemplo distinto, con el uso y divulgación de las gafas por parte de las ópticas sucede algo similar. En una óptica nunca nos dirán que las gafas estropean y «congelan» la visión, hasta el punto de que quien comienza a usarlas ya nunca jamás recuperará su capacidad visual previa. Al ponerlas, comenzará una escalada progresiva de aumento del número de dioptrías. Las gafas congelan la mirada y producen un estancamiento en nuestra capacidad de recuperación de la funcionalidad visual, con lo cual empeoran siempre el cuadro. El ojo se acostumbra al cristal de enfoque y deja de acomodarse y moverse naturalmente, con lo que se vuelve fijo y cada vez más vago o estático. Observa la mirada de un miope, verás que parece vacía y muerta, congelada, sin vida. Sus ojos han perdido su capacidad de moverse continuamente y enfocar a todas las distancias, a causa de permanecer demasiado tiempo mirando solo en distancias cortas. Solo ven en un punto, en vez de ver en todos a la vez.

Por eso, antes de nada, hay que comprender primero cómo funciona el organismo para poder curarlo conforme a la naturaleza. Si queréis curar la miopía quitaos las gafas y empezad a mirar a lo lejos, a la distancia más larga que tengáis a la vista. Sostened así la mirada, enfocada lejos, durante largos períodos cada día y relajad los músculos del ojo. Evitad el uso de gafas que congelen vuestra mirada, y aunque requiere un gran esfuerzo y tiempo cada día, os ayudará a recuperar la funcionalidad visual del ojo. Esto es especialmente importante en los niños, pues la mitad de la población ya porta gafas de miope. Es lo que produce vivir en las ciudades, donde todo está cerca y a la vista, así como de la educación escolar por pasar gran parte del día leyendo. Muy especialmente ahora, con ordenadores, tabletas y teléfonos móviles que arrasan con nuestra atención, y que son un auténtico problema para la retina por la luz *led* azul tan perniciosa que éstos despiden. Vigila muy especialmente la luz de estos dispositivos sobre la retina de tus hijos. No es nada nuevo todo esto. Cómo curar la miopía ya lo explicó el Dr. Bates a principios del siglo XX y devolvió la buena visión a muchas personas con problemas visuales similares a los actuales. Pero claro, el método Bates nunca te lo explicarán en una óptica, porque va contra la esencia de su negocio, y por eso tampoco se investigará nada en ese sentido, y por lo tanto no hay ni habrá «evidencia científica» que lo respalde.

La evidencia científica es el nuevo sistema totalitario impuesto en la actualidad a las grandes masas — basado ahora en los mitos de la «ciencia»— con el que han sustituido al viejo «canon» de la religión, y a los cuentos de miedo de la iglesia. La ciencia es como una nueva inquisición, utilizada ahora para relevar el papel que hacía la religión antaño, siempre con el fin de que no pensemos por nosotros mismos, ni que busquemos soluciones fuera del marco oficial con el que nos subyugan. Hoy en día, todo vale en nombre de la ciencia; pero la ciencia se equivoca tanto o más que la religión…

La sociedad actual está cada día más enferma crónicamente, siendo dependiente de aparatos y mecanismos que corrijan su salud deficiente. Está bien que nos sirvamos de ellos, pero deberíamos evitar necesitarlos en la medida de lo posible, corrigiendo naturalmente todo aquello que nos haga vulnerables ante la enfermedad. Cepillarse los dientes no es la solución total a los problemas dentales, sino que hay que implementar otros mecanismos de prevención añadidos, como son el evitar los ácidos o ingerir alimentos orgánicos ricos en minerales tales como calcio, silicio, fósforo y magnesio para remineralizarnos. Y después, las técnicas de limpieza bucal naturales, como son el uso de jabón y el Oil Pulling, que eliminan las bacterias orales y que nos ayudarán sin duda notablemente a alcanzar ese cometido.

Por eso, si quieres tener unos dientes sanos, reivindica tu autonomía como paciente y plantéate si la ciencia odontológica está previniendo y curando tus problemas de salud dental y ósea. ¿No lo está? Entonces pon a prueba las propuestas de este libro y utiliza el método de salud integral dental que te propongo. Todo lo que es artificial deteriora el organismo, y el uso de pastas dentífricas artificiales también lo hace. Sé que si te tomas la molestia de comprobar por ti mismo lo que digo, en pocos días, estarás tan convencido como yo de que las pastas dentales son un subproducto sanitario para robarnos la salud y el dinero.

Si estabas ya dudando acerca de las bondades de los dentífricos comerciales, pero no sabías —o no te apetecía— fabricarte una pasta de dientes propia, estás de enhorabuena porque vas a ver que la solución es muy fácil. Simplemente, después de comer, enjuágate la boca cuanto antes para eliminar los ácidos de los alimentos y cepíllate tan solo con agua y jabón natural. Y tu salud dental mejorará muy pronto.

Aquí te voy a enseñar por qué no necesitas pasta dental para cuidar tus dientes, y de paso sabrás también cómo cuidar tus huesos, evitando así la temida osteoporosis pues, entre alimentar dientes y huesos, hay poca o ninguna diferencia.

Carlos de Vilanova

I PARTE

EL MÉTODO DEL JABÓN NATURAL PARA USO DENTAL

Para un observador cuidadoso de las condiciones dentales en la actualidad en la clínica y en la práctica privada, es muy evidente que los estragos de la caries dental y las enfermedades de las encías aumentan diariamente, a pesar del número creciente de dentistas, a pesar de la multiplicidad de patentes y diseños personalizados, a pesar de las curaciones de piorrea y de las pastas dentífricas...

— Dr. Hugh W. McMillan,
cirujano dental de Cincinnati (Ohio).

■ ¿Cómo es posible que nos envenenen en nuestra propia cara?

Es fácil de responder: porque la ignorancia lo consiente casi todo… Seguramente desconocías que cepillarse con pastas dentales es lo que más perjudica a tu dentadura (aparte de los ácidos alimentarios). Verás, después de muchos años —toda una vida— cepillándome con pasta dental, he comprobado de primera mano que para tener salud dental lo primero es evitar los ácidos y lo segundo, la pasta dentífrica. Esto no es tan solo una opinión, es mi propia experiencia contrastada con las tesis que expone un doctor en química norteamericano bastante desconocido, el Dr. Judd, las cuales coinciden plenamente con lo que he visto y comprobado a lo largo de mi vida. Y esa es precisamente la tesis que expongo en este libro, la cual confío que te ayude muy pronto a cambiar de paradigma acerca de los cuidados dentales.

En este libro describiré el método más natural para recuperar la salud de nuestros dientes, y veremos las importantes contraindicaciones del flúor y los dentífricos para la salud. Porque las pastas dentales, aparte del flúor, contienen muchos otros productos químicos peligrosos, por lo que les daremos también un pequeño repaso que espero sea suficiente para que abras los ojos y te replantees lo que vas a hacer a partir de ahora con tu dentadura.

El flúor era usado inicialmente como matarratas, sencillamente porque eso es lo que es. Se trata de un subproducto o residuo de la fabricación del aluminio y de los fertilizantes, es decir, un desecho tóxico que nunca debiéramos llevarnos a la boca. ¿Por qué lo hacemos entonces? Porque creímos en el sistema. Creímos que el sistema nos protegía, o que buscaba protegernos al menos. Pero es falso. El sistema está controlado y manipulado por corporaciones de todo tipo, y está al servicio de gente sin escrúpulos, por lo que más bien debiéramos protegernos siempre de él. Por eso, vigilad bien lo que os lleváis a la boca… y no hablo solo de pastas dentales.

La mayoría de la gente ni siquiera es capaz de leer los ingredientes de las pastas de dientes debido al mínimo tamaño de la letra en la etiqueta, y mucho menos aún es capaz de comprender los grandes riesgos que sus componentes químicos entrañan. ¡A pesar de que nos avisan en el propio envase!:

«Fórmula: Fluoruro Sódico, 1450 partes por millón. Niños menores de 6 años utilizar una cantidad del tamaño de un guisante, bajo la supervisión de un adulto a fin de minimizar el riesgo de ingesta».

Nos están diciendo claramente que la pasta dental es un tóxico venenoso, muy especialmente para los niños, y también que debemos tener cuidado de no ingerirlo. ¿No es ya una advertencia suficiente como para cuestionarnos su uso? Si no fuera un tóxico mortal, acaso ¿nos avisarían?

Efectivamente, la pasta dental es un producto muy tóxico, creado por la floreciente industria del flúor, para ganar dinero con un mito falso a costa de nuestra salud. Fijaos en los dientes perfectos de los niños del tercer mundo, que viven en zonas aisladas de la colonización industrial y cultural, y veréis como algo no encaja con estas explicaciones acerca de la necesidad perentoria de usar pasta dental. Ellos, sin medios económicos, alimentos ni pasta de dientes de ningún tipo, tienen unos dientes mucho mejores que los ricos miembros del primer mundo.

Te dirán que es porque no toman azúcar, lo cual es verdad, pero solo a medias[3]... La verdadera causa de nuestros problemas dentales en Occidente son los ácidos que disuelven el esmalte y las pastas de dientes que usamos, ya que impiden el reesmaltado natural del diente mediante la saliva. Da igual la marca de dentífrico, todas ellas son veneno para tu cuerpo. Cada vez que adquieres pasta dentífrica estás comprando tóxicos para tu salud que se traduce en enfermedad para tus dientes.

Vivimos en un medio supertóxico, y las pastas dentales son la principal razón del auge constante de las clínicas dentales, pues los dentífricos cronifican y empeoran el mal estado de los dientes en vez de curarlos. Lo normal sería que, con la difusión de la buena higiene dental, el cepillado constante y las cremas maravillosas para los dientes, nuestra salud dental aumentara. Yo no estoy en contra de los dentistas, al revés, estoy a favor tuyo. Son necesarios al final, cuando todo ha fracasado y sobreviene el dolor, pero con este método pretendo que tengas que consultarlos lo menos posible. Eso pudiera parecer que es ir en su contra, pero no es así pues considero que —al igual que los médicos— en ocasiones pueden ser muy necesarios. Algunos de sus avances son buenos, pero según cómo se utilicen y para casos determinados. Pero si te cuidas como explico aquí, verás que necesitarás sus cuidados muchísimas menos veces... o quizá nunca.

---

3. Una alimentación refinada, rica en hidratos procesados y azúcar provoca acidez, lo cual ataca también al esmalte y los huesos, al igual que una dieta baja en grasas influye también, porque la ausencia de grasas impide la absorción del calcio por el organismo.

Dejamos nuestra salud siempre en manos de otros... Va siendo hora de que vuelva a las nuestras. Hay mucho dinero en juego, mucho marketing fraudulento invertido en pastas y colutorios dentales para vendernos *fluoruro*, un componente químico muy tóxico, que introducen incluso en el agua potable de las ciudades con el supuesto fin de eliminar las caries. Pero es FALSO, porque no elimina nada. El flúor únicamente te envenena, y de paso impide la recalcificación del esmalte con el calcio procedente de la saliva, tal como sería lo adecuado.

El fluoruro, además, promueve la absorción de metales pesados como el aluminio, que es una sustancia que se ha encontrado en la mayoría de los cerebros de pacientes con Alzheimer y con enfermedades neurológicas tras haber sido diseccionados y analizados. El flúor va directo a la glándula pineal y se acumula allí, endureciéndola. Curioso, ¿no?

Pero también nos han estado envenenando con mercurio en la boca, mediante la aplicación de empastes o amalgamas dentales, las cuales lentamente van soltándolo, a pesar de ser el mercurio una conocida megatoxina neurodepresora del sistema nervioso central. Si tienes amalgamas de mercurio en la boca vete cuanto antes a retirarlas a un odontólogo holístico (al final del libro tienes alguna referencia), y que lo hagan con sumo cuidado para evitarte reabsorber una parte del mercurio extraído, porque sino, puede ser peor el remedio que la enfermedad. Conozco un caso de una persona en silla de ruedas, que tras retirar sus diez amalgamas de mercurio en la boca empezó a caminar de nuevo, a pesar de que llevaba años sin poder caminar, afectada por esclerosis múltiple.

Con el flúor han hecho lo mismo que con el mercurio, y aún siguen haciéndolo: envenenarnos lentamente, sin considerar si el coste para nuestra salud era asumible. El flúor solo sirve para mandarnos directamente al dentista. ¿O quizá sirve para algo más? Sí; buscan rebajarnos el coeficiente intelectual y convertirnos en borregos, y que trabajemos solo para luego consumir, mientras que nos entretienen con el circo de la TV. La mentira del flúor es un caso paradigmático de manipulación de las masas que se estudiará en siglos futuros, estoy seguro. Es el primer intento de las élites para manipular a la sociedad de un modo colectivo y el resultado lo estamos viendo claramente en la sociedad narcotizada actual, que no cuestiona nada. Al menos, eso es lo que pretendieron algunos con la fluoración del agua en EE. UU. en los años cincuenta. No es una broma, es un experimento de control de las masas iniciado por los nazis, y que luego lo expondré más a fondo.

La agresión química constante que padecemos también forma parte de este estado de cosas. No solo en los alimentos, sino también en los productos de higiene corporal, podemos comprobar que contienen numerosos ingredientes carcinógenos. Por ejemplo, las barras de labios contienen metales pesados para aumentar la fijación del color, pero a nadie parece importarle, y menos a sus usuarias. Los metales pesados tienen afinidad por el sistema nervioso central, y quizá por eso, debido a este ambiente tóxico postindustrial que nos rodea, las tasas de Alzheimer y Parkinson están disparadas en la actualidad. ¡Haz la prueba!, pinta una raya con la barra de labios en tu mano y frota sobre ella con un anillo de oro. Si se vuelve gris, es que está llena de plomo y de otros metales pesados. Comprueba cómo casi todas lo contienen... Y luego compra de las ecológicas.

No somos conscientes del riesgo que entraña para nuestra salud vivir rodeados de productos químicamente nocivos a medio y largo plazo. Son tan abundantes que las agresiones se suceden constantemente, por uno y otro lado, sin nosotros percatarnos apenas, con una Administración Sanitaria que no actúa de oficio para protegernos ni alertarnos, aunque simule hacerlo.

Echa un vistazo a las etiquetas de todos los productos de higiene o productos alimenticios que compres, y comprueba cómo la mayoría contienen una ¡sopa química! Y lo peor son las diversas reacciones potenciales que pueden surgir entre ellos. Jabones, cremas hidratantes, bronceadores, maquillajes, pintalabios, protectores solares... se introducen por la piel y van directamente al sistema sanguíneo para depositarse por todo el organismo. Los *ftalatos* y otros disruptores endocrinos (*bisfenol* A o BPA) presentes en las botellas de plástico, no son hormonas pero se comportan como tal, siendo en realidad plásticos que alteran el sistema hormonal por su parecido a ellas, y resultan especialmente agresivos con nuestra salud general. Además, estos plásticos raramente aparecen en las etiquetas porque suelen formar parte del sistema contenedor.

Muchos de estos químicos son cancerígenos y mutagénicos, y aparecen incluso en los productos supuestamente «naturales» que nos venden en los herbolarios. Es debido a que la palabra «Natural» vende bien, pero debemos cuestionarnos todo lo que aparezca debajo de esa denominación engañosa.

Las pastas dentales y colutorios, a mi juicio, son una parte importante de esos productos peligrosos para la salud a medio y largo plazo, aunque esto sea no fácil de demostrar. Pero recuerda que con el tabaco también tardaron varios lustros en demostrar que era cancerígeno... a pesar de que todos lo sabíamos. Y es que existen muchos intereses creados, por lo que nadie se va a preocupar por tu salud si tu no lo haces por ti mismo.

Antes de que se extendiera el uso de pasta dental, a finales del XIX, ya se usaba jabón como fórmula para limpiar los dientes, tal como puedes ver en la imagen, aunque las modernas y largas campañas de marketing hayan pretendido que lo olvidemos. Por eso, el método de limpieza dental promovido por este libro, a base de jabón natural, nos devuelve al buen camino, el cual abandonamos hace muchos años por culpa de los comportamientos de grupo. Con esto quiero decir que al ser humano le gusta hacer lo que hacen los demás, sin pensar ni cuestionarse nada al respecto, y los publicistas simplemente se aprovechan de cara a captar clientes. Eso es lo que yo denomino «comportamientos gregarios», o comportamientos de rebaño, que no responden a un sentido autocrítico. Creo que debemos estar más vigilantes, y no seguir en modo automático lo que hagan los demás, empezando a plantearnos porqué hacemos las cosas y para qué. Debemos cuestionarnos todo, y muy especialmente en materia de salud.

He hablado del Dr. Judd, pero antes que él hubo otro investigador de la salud dental que fue el Dr. Weston A. Price, dentista neoyorkino que recorrió buena parte del mundo a principios del siglo XX buscando las razones acerca de por qué algunos pueblos tienen de forma natural sus dientes completamente sanos. Observó que ninguno de ellos se lavaba los dientes tras comer, y que comían siempre alimentos «orgánicos», sanos, naturales y poco ácidos. Justo al revés de lo que hacemos hoy día todos nosotros.

¿Hay entonces alguna forma de conseguir unos dientes sanos en nuestras sociedades industriales? Pues ahora estamos en condiciones de decir que ¡sí! Este libro te muestra cómo cuidar la salud de tu boca al margen de los mitos oficiales, creados para manejarte y mantenerte crónicamente atado a ciertas enfermedades, no solo las dentales. ¿Has visto alguna vez a un dentista sanarle definitivamente la boca a alguien con medidas higiénicas naturales y de alimentación? No, ellos simplemente te operan, reparan o extraen los dientes y muelas, o te colocan prótesis. Son meros intervencionistas, pero no previenen ni enseñan a sanar definitivamente las patologías orales. No son verdaderos asesores en salud dental preventiva. Y si lo hicieran así sería contraproducente para ellos, pues las clínicas pronto se vaciarían de clientes curados. Es el mismo caso de las ópticas.

Pero si pensamos en el bien común, esto sería lo ideal, es decir, que los dentistas nos enseñasen a cuidar y a proteger nuestros dientes para mantenerlos sanos, sin caries, gingivitis ni piorrea. Pero entonces habría que cambiar el sistema capitalista por otro sistema más humanista, lo cual es imposible en la actualidad. Quizá algún día, todo llegará… pues la historia del mundo no acabará cuando desaparezcamos nosotros. De ahí que comparta esta información para el futuro. Yo creo que se pueden evitar las trepanaciones dentales, los empastes de mercurio o de composite y también las caries, gingivitis y la piorrea o enfermedad periodontal. Te diré incluso que podemos conseguir la regeneración de los dientes y muelas con caries o cavidades si nos ponemos manos a la obra desde ya. Este libro te asesorará a fondo sobre el cuidado natural de tus dientes, ¿vamos a ello?

La experiencia del Dr. Judd

Good theeth, birth to death (*Dientes sanos, para toda la vida*) es un relevante, pero desconocido, librito del Dr. Gerald F. Judd, donde señala que lavarse los dientes con un jabón natural es lo más adecuado para la salud de nuestra dentadura.

En el mismo también describe la química base de la caries y las enfermedades de las encías. Explica cuáles son las verdaderas causas de la infección de las encías y de la caries dental, e indica que la utilización de flúor en los dentífricos perjudica a la enzima adenosinadifosfato (ADP), lo cual termina destruyendo el esmalte. Dice Judd que son los ácidos de las comidas, y de las bebidas, los que erosionan el esmalte de los dientes, causando finalmente caries, y recomienda el uso de jabón natural para lavarse la boca tras comer, así como enjuagar rápidamente los ácidos de los alimentos con agua, mediante el cepillado o enjuagues bucales.

El Dr. Gerard F. Judd era experto en fluoruro y fue profesor emérito de química de la Universidad de Purdue (Indiana, EE. UU.) durante 33 años. Dirigió su atención a la buena salud de nuestros dientes y encías, tras realizar numerosos estudios sobre los riesgos del flúor en el agua para la salud. Activista contra la fluoración del agua en EE. UU., Judd recomendaba no cepillarnos nunca los dientes con pasta dentífrica, sino simplemente con agua y un jabón natural, como el jabón de Castilla, hecho a base de aceite de oliva principalmente. Como yo estoy plenamente de acuerdo con él y he comprobado sus virtudes practicando a diario la limpieza dental con agua y jabón natural, deseo compartirlo ahora con todos vosotros en este libro por si deseáis hacer lo mismo, o cuando menos contrastarlo.

Veréis, según el Dr. Judd las bacterias no son el peligro para los dientes, sino que lo son los ácidos y las pastas de dientes llenos de ingredientes químicos insanos. Y la prueba — dice— es que los dientes y huesos de los esqueletos enterrados se conservan perfectamente enteros durante siglos, a pesar de estar en estrecho contacto con todo tipo de bacterias en el terreno. Si las abundantes bacterias del suelo no afectan en absoluto ni a los dientes y huesos, ¿cómo es posible que a nosotros, en la boca, sí que lo hagan?

Para responder a esto hay que entender primero cómo funcionan los mecanismos de defensa del diente y poder llegar a la verdadera razón de este dilema. Las bacterias no atacan fácilmente a los dientes, excepto cuando su mecanismo de defensa (el esmalte) está afectado. Si hay cavidades en el esmalte las bacterias se alojarán en ellas hasta que llegar a la raíz del diente, un sitio al que de otro modo no podrían acceder. Es decir, que lo que permite que las bacterias ataquen el diente es la desaparición progresiva y el deterioro del esmalte.

¿Y qué es lo que hace daño al esmalte? Pues los ácidos procedentes de nuestra ingesta diaria, que al reaccionar con el calcio dental socavan el esmalte y producen cavidades. Pero también las pastas o dentífricos comerciales contribuyen notablemente, debido a que forman una película grasa con glicerina sobre los dientes, que impide el reesmaltado natural que promueve constantemente nuestra saliva. Y no solo eso, los dentífricos además usan flúor, el cual es un peligroso tóxico pero que encima compite con el calcio para formar el nuevo esmalte.

Por eso, las pastas dentales no sirven para nada, salvo para volver más frágil la dentadura, y de paso sacarnos el dinero con la dependencia constante de su uso. Y por si no fuera suficiente, nos intoxican con los numerosos químicos que contienen. De ahí que, para tener salud en nuestros dientes, lo más importante es procurar un rápido enjuagado y cepillado de los ácidos en los dientes y abandonar el uso de pasta dental, para evitar el efecto pernicioso de los mismos sobre el esmalte dental, que es el poderoso escudo de cristal que protege los dientes.

Hay que saber elegir bien el tipo de alimentos que consumimos cada día, y vigilar el daño que producen a nuestros dientes, me refiero especialmente a refrescos, zumos comerciales, alimentos refinados como pan, bollería industrial, azúcar, vino, etc. Si los tomas, cepíllate o enjuágate con agua al momento para evitar consecuencias negativas en tu dentadura. Pon cuidado también, muy especialmente con la fruta, el vinagre, cerveza y el jugo de limón o de naranja… así como con todo lo que contenga cualquier tipo de ácidos. Si por ejemplo aún estás a la mesa cuando los consumas, enjuágate bien con un vaso de agua y puedes tragarla o bien levántate a cepillarte los dientes cuanto antes para eliminar su presencia sobre tu esmalte.

Como decía, el otro gran problema que degrada el esmalte es usar pasta dental, y viene dado porque la misma forma una barrera o película protectora sobre el diente que impide la remineralización del mismo por la saliva. Además, la pasta sella debajo de sí a los ácidos procedentes de las comidas que socavan el esmalte. Esta película grasa de los dentífricos es muy difícil de eliminar con agua porque las pastas dentales contienen glicerina, que es una sustancia muy pegajosa que se adhiere al esmalte formando una barrera grasa que requiere al menos de unos veinticinco enjuagues con agua para conseguir eliminarla.

La glicerina es un compuesto de origen vegetal, o de origen sintético derivado del petróleo (que es peor), y que está siempre presente en las pastas dentales. Es tan viscosa que recubre los dientes durante horas y así los deteriora paulatinamente. Tapa y sella los residuos de los alimentos que se introducen en las pequeñas cavidades del esmalte, donde sirven de pasto a las bacterias de la caries. De esta forma tan sibilina, la pasta dental contribuye a menoscabar los dientes y muelas, mientras simula protegerlos usando pasta dentífrica.

Resumiendo, el diente es un órgano vivo que se alimenta del calcio de la saliva para fortalecer y remineralizar constantemente su esmalte, pero la pasta dental se lo impide, tapando los huecos del esmalte creados por el ataque ácido, abortándose así el constante flujo de calcio para el reesmaltado. Si además a la pasta le añadimos sustancias como el flúor, mezclado con la capa de glicerina, este competirá con el calcio para formar las moléculas de cristal del esmalte (hidroapatita), dando lugar a un tipo de esmaltado basado en el flúor (fluoropatita), el cual es muy liviano y débil porque es de muy pequeño grosor o calibre. Ello nos obligará a estar reponiéndolo constantemente, mientras sin saberlo, el diente se va volviendo más y más frágil cada día. Para entonces ya habremos entrado a formar parte de un círculo vicioso que se mantiene a sí mismo con el cepillado diario, y en cambio tus dientes irán lentamente camino del cementerio.

Afortunadamente, todo esto puede evitarse lavando los dientes simplemente con agua. O mejor aún, limpiándolos con agua y un jabón natural tipo al de Castilla, es decir, jabón puro y natural, sin químicos de ninguna clase en su composición. Un simple jabón vegetal natural, hecho en casa por artesanos del jabón.

Si usamos agua y este jabón natural, los dientes y su esmalte quedarán perfectamente limpios por fuera, además de muy frescos, quedando listos para su remineralización con calcio y fosfato procedentes de la saliva. Ese es el camino correcto a tu salud dental.

El jabón natural de uso dental al ser alcalino combate además todos los ácidos que puedas llevar a tu boca, y no solo eso, combate las bacterias porque las atrapa y elimina del mismo modo que hace en la piel. Es importante que no utilices nunca jabones comerciales y, muy especialmente geles de baño, porque contienen numerosas sustancias químicas también. Que sea un jabón natural, líquido o sólido, hecho expresamente para lavar los dientes. Si lo compras, asegúrate de usar solo jabones artesanos, hechos en casa, de tal modo que sean puros y naturales, y no fabricados en laboratorios químicos.

Los jabones comerciales, como sucede con las pastas de dientes, no están pensados para curar y proteger tu piel o tu cabello, sino tan solo para atraparte en un círculo vicioso de consumo continuo y obtener beneficios de ello. Y si no queréis tampoco usar jabón natural para limpiar los dientes, por la razón que sea, usad tan solo un buen cepillo y mucha agua para lavarlos cada día. ¡No necesitáis nada más!

Recordad que lo más importante siempre es el temprano enjuague y cepillado con agua por causa de los ácidos, seguido por el abandono de los dentífricos comerciales y colutorios para siempre. Otra posibilidad es hacer tu propia pasta de dientes para uso ocasional con un poco de bicarbonato, sal y agua oxigenada (H2O2) rebajada hasta formar una pasta a la que se puede añadir mínimamente algún aceite esencial para dar sabor. Luego veremos algunos ejemplos o ideas al respecto, porque no conviene tampoco abusar de estas mezclas de ingredientes porque son abrasivos para el esmalte. Conozco casos de personas que han llevado a cabo estas formulaciones para cepillarse cada día y han terminado provocando sensibilidad dental por desgastar el esmalte. Sin embargo, usarlos ocasionalmente es algo sano que te ahorrará usar blanqueantes dentales de farmacia, y te ayudarán inicialmente a eliminar el sarro ya presente. En la tercera parte del libro las veremos.

Como la mayoría de las personas desconoce que lo que ataca los dientes son los ácidos, no me canso de repetirlo para que quede bien claro porque hay numerosas sustancias que los contienen, incluidas las chucherías para niños hechas a base de ácido cítrico en polvo. Estas chucherías ácidas atacan los dientes de los niños enormemente y sus padres no se enteran de que su esmalte está desapareciendo, como preludio de las caries. Cuando llegan a casa, es tarde ya para cepillarse, por eso, hay que evitar todos los productos ácidos a los niños si queremos prevenir la caries.

También observo que algunas personas que desconocen todo esto, recomiendan por internet incluso el utilizar vinagre de manzana para blanquear y limpiar los dientes. Es cierto que el vinagre, de manzana o de vino limpian muy bien la suciedad porque son muy ácidos, y quizá también algo «blanqueen» los dientes, pero lo hacen a costa de atacar a fondo el esmalte. Realmente es muy peligroso para los dientes limpiarlos con vinagre, y el que lo haga muy pronto notará sensibilidad dental. Ese es el signo de que sus dientes se están quedando sin esmalte, llenándose de cavidades que alojarán las bacterias y de ahí a la caries hay solo un paso. El vinagre de manzana está muy bien para limpiar el suelo de madera, pero evitad dejarlo actuar sobre los dientes, o se los comerá. Y cuando lo consumas en aliños y ensaladas, ten la precaución de enjuagarte urgente la boca con agua cuanto antes, yendo rápidamente a cepillarte al cuarto de baño nada más acabar de comer.

Conservar los dientes sanos es algo lógico cuando seguimos las reglas de la Naturaleza. Por tanto, es importante un buen enjuagado temprano de los ácidos de los alimentos, y luego cepillarse a fondo con un toque del cepillo sobre un jabón natural, específico para ese cometido. También es importante cepillarse tempranamente, justo tras cada comida, precisamente para que los ácidos de los alimentos dejen de actuar sobre el esmalte cuanto antes. La sensibilidad desaparece con la remineralización paulatina del diente gracias a la saliva y al hecho de no usar pasta de dientes. Manda constantemente saliva sobre tus dientes y muelas para que se remineralicen bien por fuera. Por dentro, lo hará tu sangre con los nutrientes que ingieras.

La glicerina que se usa en los jabones es higroscópica, es decir, que atrae agua, comportándose como un humectante que nos ayuda a mantener bien hidratada la piel por fuera, y por esa exclusiva razón se usa en muchas cremas y jabones de manos. Como tiene un pH neutro, es decir, similar a la piel, la glicerina vegetal no resulta mala ni agresiva cuando la usamos a nivel cutáneo, al revés, es buena en los jabones para proteger la piel. Pero usada en las pastas de dientes, se convierte en algo muy pegajoso, que forma una barrera sobre el esmalte siendo un auténtico problema para los dientes porque tarda mucho en eliminarse. En resumen, las causas del deterioro dental son:

1º la alimentación ácida y refinada (harinas, azúcar, refrescos de cola…) que agrede el esmalte.

2º la pasta de dientes y colutorios, usados de modo continuado cada día.

3º la fluoración del agua doméstica.

Consejo general, muy especialmente para enseñar a los niños:
Siempre hay que enjuagarse la boca con agua tras comer frutas, beber zumos, refrescos, vinagre, vino y todo aquello que sea ácido y también tras tomar azúcares, chocolates, pan, chucherías y bollería industrial. Si estamos sentados a la mesa haremos el enjuague con un vaso de agua, la cual podemos tragar a continuación. Los ácidos son los enemigos del esmalte y los azúcares también porque forman más ácidos. Vigila los niños y enséñales a lavarse cuanto antes los dientes con agua y un buen jabón natural. Tus dientes y los de tu familia mejorarán cada día siguiendo este procedimiento, ahorrarás mucho dinero en dentistas y también muchas molestias a todos los niveles, oral y general.

Jabón Natural: un método excelente para tener los dientes limpios y sanos

La primera recomendación, ya la sabes, es que tengas mucho cuidado con los ácidos que ingieras con los alimentos y bebidas, porque los iones hidrógeno que estos contienen capturan el calcio de los dientes. De este modo lo arrancan y desplazan, y acaban socavando el esmalte, es decir produciendo cavidades sobre él. Estos agujeros son precisamente los que provocan la sensibilidad dental, que es donde se alojan los residuos de las comidas que sirven de pasto a las bacterias, siempre presentes en la boca. Por eso, las cavidades del esmalte son el preludio de la caries. En cuanto acabemos de comer debemos cepillarnos bien la boca con jabón natural para uso dental al menos durante un minuto (o más si lo prefieres) para así retirar bien los ácidos y barrer los residuos alimenticios que hayan quedado atrapados entre los dientes y sobre el esmalte. El jabón es alcalino y limpia perfectamente los dientes de residuos y ácidos alimenticios, neutralizándolos, mientras atrapa y mata todo tipo de bacterias de la boca, al igual que hace sobre la piel. De esta forma, el jabón deja el esmalte perfectamente lavado como si fuera el cristal de una ventana, y completamente listo para el reesmaltado constante de la saliva.

Una buena solución para lavarse los dientes que he usado por 5 años, es el jabón en pastilla. Hay que humedecer el cepillo, pasarlo por la pastilla 2 o 3 veces, y luego cepillar los dientes enérgicamente y las encías con suavidad. Enjuagar con agua 3 o 4 veces. Así se lavan todos los aceites de los dientes y se desinfectan las encías. El jabón mata las bacterias. De esta manera los dientes quedan listos para la remineralización con el calcio y el fosfato ingerido en la alimentación diaria. La enzima adenosindifosfato deposita fosfato en la superficie del esmalte.

— Dr. Judd

No uses jabones ni geles químicos comerciales porque están llenos de tóxicos (ver sus etiquetas), sino mejor jabones naturales, es decir sin aditivos químicos y preferiblemente que no tengan un pH muy elevado. Un pH de 8 ó 9 está bien. Un pH algo mayor sería aceptable también, pero empieza a ser algo alcalino de más. Mas de pH 11 no es adecuado. Recuerda que el jabón natural nunca es neutro (pH 7), sino que necesariamente es alcalino. Si no, no sería un jabón. Y menos aún sería jabón natural. En el laboratorio, usando sustancias tampón químicas, se puede rebajar el pH al «jabón» hasta hacerlo neutro, pero eso ya no es jabón natural, sino un simple detergente solidificado industrialmente, al que llaman jabón neutro.

Cuando es demasiado alcalino, y no ha pasado tiempo suficiente, el jabón puede estar aún sin curar completamente (o bien estar mal fabricado por exceso de sosa). Para saber si es demasiado alcalino, antes de usarlo, tócalo con la lengua y comprueba si pica en ella. Es decir, si sientes que te pica no lo uses por un tiempo, al menos hasta que esté bien curado. Un jabón natural necesita de 6-8 semanas de tiempo de secado para curarse bien.

En todo caso, para uso dental úsalo siempre en poca cantidad porque tampoco hace falta frotar mucho jabón sobre el cepillo, sino que tan solo un poquito será suficiente para poder espumar y limpiarte los dientes a la perfección. Por eso lleva tan poco tiempo realizar la limpieza dental con jabón natural, al revés que con la pasta.

Para realizar la limpieza dental con jabón natural, tan solo es necesario:

1. Deslizar el cepillo sobre la pastilla de jabón, un par de veces.

2. Mojar el cepillo en un poquito de agua.

3. Cepillarse los dientes y las encías a fondo durante un minuto, pero con suavidad.

4. Después de haberse cepillado a fondo la cara externa e interna de los dientes, que es donde principalmente se deposita la placa dental (que da lugar al sarro), hay que enjugar bien la boca al menos en 3 o 4 ocasiones, para que no nos queden restos ni sabor a jabón.

5. Con esta limpieza tan sencilla y natural la placa dental será eliminada. De paso se previene el sarro y la piorrea, y los dientes quedarán listos para remineralizarse con el calcio de la saliva, a la par que las encías se desinfectarán y se verán también protegidas del ataque bacteriano.

No debemos tragarnos la espuma que se genere durante el cepillado, y por eso, nada más acabar, hay que enjuagar bien la boca con agua para que no quede sabor ni restos alcalinos. También puedes hacer a continuación un colutorio, añadiendo un poco de agua a la espuma del jabón dental, y lavar la boca a fondo con él. Tras cepillarme a fondo, yo suelo enjuagarme la boca con agua un par de veces y luego me vuelvo a cepillar ya sin jabón, para eliminar cualquier posible resto que quedase adherido. A continuación, me enjuago de nuevo con agua dos veces más, quedándome la boca completamente limpia y fresca, lista para la remineralización del esmalte con los minerales de la saliva. Todo ello me lleva un minuto, y no se necesita mucho más tiempo.

La completa limpieza del diente es una condición *sine qua non* para la remineralización, algo que las pastas de dientes impiden, como ya sabemos. Para cepillarse la boca no debe usarse la misma pastilla de jabón con la que nos lavamos las manos. El uso de jabón dental debe ser con una pastilla específica para lavarse la boca, que se puede partir en trozos para cada miembro de la familia, colocándolo cada uno en su propia cajita personal. Hay que tenerlo a mano en el cuarto de baño, pero siempre aparte del jabón de manos, el cual puede estar muy manoseado y con partículas de suciedad. Lo ideal es un pequeño trozo de jabón natural para cada uno, o un jabón líquido con dosificador cuentagotas como el jabón «CLAREO» que más adelante te enseñaré a preparar fácilmente en casa.

De esta forma tan sencilla se lavan a la perfección los dientes y encías, las cuales además se desinfectan y regeneran paulatina y naturalmente. Las bacterias son eliminadas automáticamente por la limpieza que promueve el jabón, ya que no encuentran cavidades ni restos alimenticios para mantenerse agarradas. Donde hay limpieza no pueden vivir nunca las bacterias, ya que viven de la degradación de los residuos de todo tipo, y como el esmalte se limpia a fondo con jabón, estas desaparecen. Además, el jabón dental, al ser alcalino, no socava el esmalte, por lo que no hará más huecos en el mismo, sino que en todo caso los vaciará de bacterias, posibilitando la llegada de calcio para el reesmaltado constante.

De paso, el jabón de uso dental también destruye la placa dental, que da lugar al peligroso «sarro». El peligro de la placa dental y del sarro es que conducen a la temida gingivitis y a la periodontitis (o piorrea) que finalmente es la que ocasiona la pérdida de los dientes. El sarro reblandece el asiento de los dientes en las encías, mientras rebaja la altura de estas, haciendo crecer en apariencia a los dientes. Pero el humilde jabón dental previene y elimina el sarro, siendo precisamente la placa dental y el sarro lo que nos obliga a realizar las periódicas visitas al dentista para hacernos limpiezas dentales y cortar el avance de la piorrea. Pero si usamos jabón, la placa no formará sarro, ni el sarro dará lugar a la temible periodontitis, que es lo que despega al diente y lo hace caer.

Los dientes lavados con jabón se remineralizarán mejor y se construirán mejor. Se ha probado en el laboratorio que al igual que la superficie de los dientes, los cristales que son lavados con jabón tienen una superficie más limpia. En una palabra, el jabón hace un trabajo perfecto, libra de impurezas, es barato y superior a las pastas dentales. En el cepillado uno debe tener cuidado de remover los pedazos de comida entre los dientes y encías que pueden crear infecciones en las encías.
Así también se debe evitar totalmente la utilización de jabón líquido el cual no es bueno por su composición diferente.

— Dr. G. F. Judd

Todos los médicos, dentistas, higienistas dentales, los periodistas, las revistas y los publicistas te dirán lo mismo: la enorme importancia de la higiene bucal para la salud dental. Cuando vayas a tu dentista, este te repetirá una y otra vez lo mismo: «hay que cepillarse tras cada comida, varios minutos, con cepillos eléctricos que limpian mejor, con seda dental, con colutorios bactericidas, y hacerse limpiezas de placa dental rutinarias dos veces al año». En resumen, que casi es mejor que te vayas a vivir ¡a la casa del dentista! Si no, la culpa será tuya...

Te referirán asimismo todos ellos, que la pasta de dientes es lo más recomendable para mantener los dientes sanos. Pero yo siento comunicaros que es justamente al revés, la pasta dental es lo que destroza tu dentadura, y es la razón de que se hayan multiplicado en nuestras calles las clínicas dentales, ya que es precisamente la pasta de dientes la que ha empeorado el estado de nuestra boca y de nuestros dientes, acabando con nuestra salud dental.

¿Cuál es el mejor dentífrico? ¡El que no se usa!

Cuando haces caso de este mito de los dentífricos, te matas a cepillarte la boca, tres o cuatro veces cada día, para comprobar luego que ¡sigue empeorando cada vez más! Cambias, pruebas con diferentes pastas, y terminas volviendo una y otra vez al dentista, que te dice — ante tu asombro— que mantienes una mala higiene bucal. Y cuando tú se lo niegas, explicándole que te cepillas constantemente, refiere que quizá sea entonces una alimentación deficitaria, lo cual ya no puedes refutárselo tan fácilmente. Y si lo haces, te dará la estocada final diciéndote que es por la mala calidad genética de tus dientes... Y con este tercer argumento ya no cabe discusión posible, suspiras cabizbajo, mascullando tu mala suerte, porque ante la genética ya nada podemos hacer...

¡Pero es falso una vez más! La mala salud dental no es un problema genético, sino que es una derivada de la presencia de ácidos alimentarios que socavan el esmalte, y también del uso de pastas dentales que lo alteran. Ahora, por fin, empiezas a conocer la verdad, y no podrás volver a ser culpado por tu dentista, con su falsa argumentación sobre las causas del estado de tus dientes. El dentista te recomendará que uses una determinada pasta de dientes, o que te compres un cepillo eléctrico, o un irrigador dental, etc. y te dirá también que debes de acudir más a menudo a su clínica para hacer limpiezas dentales a fondo y así evitarte futuros problemas. Y tú acudirás, pero cada vez en menos ocasiones, porque ahora la salud de tus dientes estará en tus manos, y de ese modo no seguirá empeorando como antes. Ni tampoco los dientes irán llenándose de caries, empastes, endodoncias, ni cayéndose por causa de la piorrea. Ahora estás salvado, aunque no lo puedas creer aún, porque has comprendido la verdad que nos han ocultado a todos durante muchos años.

Fíjate, el esmalte dental cuando está sano es el tejido más duro del cuerpo humano. Sin embargo, cuando es débil tiene agujeros o poros que permiten el paso de bacterias a su interior, ocasionando todo tipo de molestias, principalmente la temible caries. Si aprendes a proteger el esmalte y promueves el re-esmaltado cada día, evitando la desmineralización del diente, estarás haciendo una buena higiene natural. ¡Todos los niños deberían saber esto! Y los adultos deberían enseñárselo, pero ellos son también víctimas de la ignorancia.

Ahora ya puedes refutar a tu dentista. Lo tuyo no se trata de un problema genético, sino de un problema dietético y de creencia en un mito llamado dentífrico. La mejoría progresiva de tus dientes le asombrará, porque nunca habrá visto un caso igual, ya que todo el mundo empeora siempre. Se quedará perplejo. Los dentistas no solucionan los problemas dentales porque simplemente los parchean, y por eso la solución tiene que provenir de otra parte ya que ellos no la poseen, ni tampoco les interesa. En este libro vamos a explicártela para que no tengas que acudir al dentista más allá de lo razonable y lo necesario. Y ojalá que sea nunca.

■ Claves para una buena higiene dental

• **Cepillo dental**: Debes renovarlo tan pronto como sus filamentos permanezcan doblados, revelando un agotamiento de su tiempo de uso. Los filamentos torcidos, en punta, afectan a la mucosa de la boca y de las encías, dañándolas e inflamándolas porque se clavan directamente en ellas. Los filamentos o cerdas deben estar rectos sobre el diente para un correcto cepillado, y ser suaves, o como mucho de dureza media. La vida promedio del cepillo es de unos tres meses, pero esta medida orientativa puede variar según el uso y la fuerza del cepillado.

Cuando poseemos unas encías fuertes y sanas, de bonito color rosado pálido, podemos usar el cepillo de dureza mediana, pero si las tenemos de color rojizo o inflamadas, debemos usar un cepillo de filamentos suaves, o incluso ultrasuaves (de venta en farmacias) hasta que se saneen. El abandono inmediato de los productos químicos orales, como son los colutorios y las pastas dentales, irá mejorando poco a poco nuestras encías. Una buena nutrición y masticación también ayudará a cuidar las encías, por lo que te invito a que leas el apartado correspondiente al cuidado de estas.

El utensilio más habitual es el cepillo, pero el uso de **sedas** y de **cepillos interdentales** también es apropiado para la salud dental, aunque vigilando que sean de un material natural y con encerado para que se deslicen mejor. Un **irrigador** también ayuda a mantener las encías en buen estado y a limpiar los residuos interdentales, especialmente si hay implantes y puentes dentales, bajo los que pueden acumularse residuos que no se alcanzan con el cepillo ni las sedas dentales. El enjuague denominado **Oil Pulling**, en cambio, sí que nos permite acceder perfectamente a estos espacios y recovecos, por lo que más adelante lo explicaré a fondo, no siendo incompatible con el uso del irrigador dental que es como una hidrolimpiadora que tiene mucha fuerza de barrido.

• **Cepillado diario**: Hay que cepillarse tras cada comida. Si no hemos ingerido ácidos en los alimentos podemos esperar hasta quince minutos después de comer, que es cuando se produce el pico de acidez en la boca, pero si hemos tomado algo ácido durante la comida como vino, vinagre, zumos… debemos pasar el cepillo cuanto antes, o enjuagar bien la boca con agua, aunque estemos en la mesa, tragándola a continuación para minimizar el ataque del ácido al esmalte.

El cepillado más importante del día es el matinal y después el de la noche. Por la mañana con el cepillo retiramos la placa que se ha formado durante la noche sobre la superficie dental, evitando que se endurezca hasta formar sarro. El cepillado tras la cena es importante porque limpia los dientes y los habilita para el reesmaltado de la saliva a lo largo de toda la noche. Aunque durante la noche la producción de saliva baja notablemente, la fijación del calcio salival en el esmalte aumenta. Tras la comida y merienda hay que limpiar también los restos de alimentos, hasta dejar los dientes limpios como si fueran el cristal de una ventana.

El tiempo de cepillado aconsejable, a mi juicio, es como mínimo de 1 minuto. Normalmente los expertos aconsejan dos o tres minutos para la higiene dental, con cepillo, seda, irrigador... pero es para que la pasta dental haga su función fijadora del flúor. Una función indeseable que no se halla en el jabón dental. También depende de los depósitos de placa dental que se formen y del tipo de alimentación. Con agua y jabón natural, la limpieza es más fácil, eficaz y rápida porque el jabón limpia mucho mejor y luego rápidamente se disuelve con agua, dejando los dientes limpios, frescos y aptos para su remineralización. Además, usando jabón dental natural no agredimos tanto a las encías.

• **Cepillado correcto**: Sitúa el cepillo de modo horizontal sobre tus dientes y muévelo de arriba abajo, siguiendo la línea vertical de tus dientes desplazándote a derecha e izquierda. También puedes ir haciendo círculos más largos que anchos, de tal modo que el barrido sea eminentemente en sentido vertical, llegando hasta la encía, pero sin frotarla con fuerza. Por la cara interna de los dientes inferiores y superiores debes frotar también en círculos porque ahí es donde más se deposita la placa dental, especialmente en la cara interna de los dientes inferiores.

Finalmente, debes pasar el cepillo por la superficie superior de los molares y premolares, barriendo bien a fondo las superficies más anchas de masticación. El mejor antibacteriano que existe es tener limpios los tejidos del organismo. El jabón natural proporciona esa limpieza a los dientes porque es un disolvente de la suciedad, además de atrapar y matar las bacterias de la boca.

• **La placa dental se disuelve con jabón**: Seguramente habrás podido comprobar en alguna ocasión en que hayas pasado un día entero o varios días sin cepillarte los dientes, que estos se encuentran sucios y que tienes la necesidad de cepillar esa suciedad o costra que se forma encima. Eso es la placa dental, el germen que dará lugar al sarro si no se limpia a diario.

Cuanto más procesados son los alimentos que ingieres, cuanta menos fibra tienen los alimentos que masticas y cuantas menos veces masticas, más placa dental se forma. La manzana es el ejemplo clásico de una fruta que nos limpia los dientes, porque es rica en fibra soluble (pulpa) e insoluble (piel), pero no es la única fruta que lo hace. Todos los alimentos fibrosos, como las verduras crudas, también sirven a este efecto. Sin embargo, pocas de ellas las comemos crudas en la actualidad, por lo que no ejercen ya su función preventiva natural, así que debemos acudir al cepillado diario para evitar problemas con la placa y el sarro.

Si quieres evitar la placa has de cepillarte a diario, y si quieres evitar la posterior formación de sarro has de evitar también las pastas de dientes que lo precipitan, y además has de controlar la población bacteriana de tu boca. Es más sencillo de lo que nos cuentan. Para controlar la población bacteriana de tu boca primero tienes la limpieza dental natural con agua y jabón, y en segundo lugar tienes los enjuagues bucales con aceite denominados *Oil Pulling*.

Lavarse los dientes con pasta es precisamente lo que más promueve la precipitación o aumento de placa dental, debido al contenido químico de las mismas. La ausencia de higiene dental, sin hacer uso de pastas dentales, no es tan perniciosa como el hecho de usar estas con asiduidad. Mejor que usar pasta dental es no usar nada. Pero, aún así lo ideal es seguir una buena praxis de limpieza diaria, con agua y jabón natural, y ocasionalmente practicar enjuagues con aceite de coco para mantener a raya la población bacteriana oral. Eso te asegurará una salud dental magnífica y por muchos años, y probablemente te otorgará también la independencia de tu dentista.

• **Limpieza del cepillo:** Para limpiar el cepillo dental se pone bajo el agua y se deja secar en posición vertical porque así se evita la acumulación de bacterias. No guardarlo en cajones, armarios y sitios donde se pueda acumular humedad porque eso favorece las bacterias. El jabón matará las bacterias que se suban a él, así que estará completamente limpio cuando acabemos. Si no, podemos limpiarlo también con MMS (ver el apartado correspondiente).

•**¿Y si estamos fuera de casa?:** Lo ideal es llevar siempre un cepillo portátil encima, plegable, así como un pequeño trozo de jabón natural en una cajita (jabón dental de viaje) como hacemos en mi familia. O si no es posible, al menos se deben lavar y enjuagar bien los dientes solo con agua para eliminar todos los residuos ácidos, o también se puede adquirir un chicle sin azúcar pero que tenga xilitol como edulcorante. Tomar una manzana de postre contribuye a limpiar también los dientes por barrido, pero a continuación de la misma habrá que enjuagarse bien la boca por los ácidos que contiene la manzana (ácido málico).

• **Niños:** El lavado dental debe llevarse a cabo en cuanto tengan dientes, siempre supervisados y ayudados por sus padres. Como todo el mundo comprende, los niños deben evitar las pastas dentales de adultos por el alto índice de flúor y otras sustancias que contienen, y por eso se han fabricado pastas especiales para niños, supuestamente bajas en flúor y con sabores apetecibles a golosina. Tíralas a la basura, porque eso es lo que son. Como los niños más pequeños ni siquiera saben escupir, si les damos a usar esa pasta dental se la tragarán, y más aún lo harán si esta les sabe bien.

Enséñales a lavarse los dientes simplemente con agua al principio, hasta que vayan aprendiendo la técnica del cepillado tras cada comida, y cuando tengan varios años, dales un pequeño toque con su pequeño cepillo sobre un jabón natural para exclusivo uso dental, para lograr una limpieza más eficaz. Esto es importante para los niños que comen golosinas (la mayoría), porque como decía, los ácidos de estas atacan fuertemente el esmalte. Finalmente, que se enjuaguen con agua varias veces para eliminar el sabor a jabón, si lo hay. Habrá que ir transmitiéndoles la importancia de una higiene dental natural —como la que describe este libro— para que lleguen a adultos con todas sus piezas en buen estado.

II PARTE

LOS ENEMIGOS
DE TUS DIENTES

El fin de la raza humana será que a la larga muera de civilización.

— *R. W. Emerson*

◼ Ácidos, refrescos, azúcares y almidones

Si queremos tener salud, no solo dental, todos estos productos deben desecharse de nuestras vidas y hábitos, pues son productos refinados, vacíos y que roban nutrientes al organismo. Los ácidos son los enemigos más específicos de tu esmalte dental, pero hay más alimentos que lo agreden. Veámoslos un poco.

ÁCIDOS

La dieta ácida erosiona el diente porque ataca directamente a su protección de esmalte. Produce cavidades o agujeros en el esmalte porque los ácidos reaccionan con el fosfato cálcico si se mantienen un tiempo en contacto. La solución es sacarlos cuanto antes de su contacto con el esmalte, es decir lavarlos o neutralizarlos con una sustancia alcalina como es el jabón natural para uso dental.

Algunos de los alimentos que contienen ácidos son sanos, por ejemplo, las frutas, siendo muy necesarios para la salud general, pero su componente ácido debemos enjuagarlo cuanto antes para que no permanezca en contacto con el diente corroyéndolo. El peor ácido es el que tiene un pH más bajo (más ácido) teniendo en cuenta que el grado de acidez va de 1 (lo más ácido) a 7 (neutro).

El ácido oxálico está presente y se libera en muchas verduras cocinadas, como espinacas, acelgas, tomates, etc. Tiene una alta acidez — o bajo pH— y por eso las espinacas dejan la lengua «rasposa». En cambio, tomarlas crudas no hacen daño porque no se han alterado sus minerales con la cocción y los oxalatos no atacan el diente. Estas verduras son muy ricas en calcio, fosfato y vitaminas que alimentan el diente por dentro, pero debes enjuagarte bien la boca con posterioridad cuando las tomas cocidas.

Los refrescos llevan ácido fosfórico (u ortofosfórico) y ácido carbónico, cuya gran acidez (1,5 pH) agrede directamente a tu esmalte dental si no los enjuagas rápidamente. Algunas otras bebidas como el vino, la cerveza, las gaseosas, la sidra… contienen también muchos ácidos en su composición química, aunque son ligeramente más débiles que los de los perniciosos refrescos. Incluso los zumos envasados contienen una buena proporción de ácidos que hay que enjuagar rápidamente.

Dice el Dr. Judd que está comprobado que niños que beben gaseosa tres veces al día tienen más caries que aquellos que la beben solo una. Si tienes ya problemas de sensibilidad y cavidades en tus dientes, es decir el esmalte en mal estado, comer naranjas y frutas ácidas directamente puede ser muy perjudicial para tu boca. Repón primero tu esmalte a fondo antes de seguir consumiéndolas de ese modo. Son muy sanas, pero debes proteger tus dientes por un tiempo primero. También puedes tomar su jugo con pajita, aunque lo fundamental es el aclarado temprano.

Los ácidos pueden disolver incluso el hierro y los metales, así que es normal que también ataquen los dientes, que son de un rango netamente alcalino. Cuando un ácido encuentra algo alcalino reacciona inmediatamente con él, y también a la inversa. Los ácidos contienen protones de hidrógeno que interaccionan con lo que tocan, y en contacto con el diente, se dirigen al fosfato para formar $HPO4$, que es soluble en agua. Luego el ion calcio le sigue, y así el esmalte se erosiona poco a poco y se va reduciendo su grosor. Cuando llega a determinado punto, la dentina que está debajo del esmalte es alcanzada y entonces comienza el dolor o sensibilidad dental. ¿Solución? ¡Limitar el contacto con ácidos! Analiza los alimentos ácidos que tengas en la comida y hazte enjuagues cuanto antes si los ingieres. No tienes por qué levantarte de la mesa, puedes enjuagarte con un vaso de agua que tengas a tu disposición y luego tragarla.

Las personas con una alta cantidad de saliva bucal, que es alcalina, tienen mejor salud dental porque la saliva siempre neutraliza en gran parte a estos ácidos. Tener poca o mucha saliva no es cuestión genética ni de suerte, sino que depende de la buena hidratación de tu cuerpo, es decir de si bebes o no agua suficiente. El agua es lo único que hidrata el cuerpo, ninguna otra cosa que bebas lo hará en su lugar. El clima, el tipo de dieta, la salación de alimentos… también influirá en tu estado de hidratación. Toma dos litros de agua pura al día por lo menos si quieres estar bien hidratado y tener saliva suficiente.

La enfermedad es acidez orgánica, y por eso los enfermos crónicos en virtud de su estado fabrican más ácidos en el organismo (de ahí su enfermedad), y pueden tener más dificultad también para conservar la salud de sus dientes, si no modifican a tiempo su estilo de vida y llevan un estilo de dieta alcalino.

REFRESCOS

Centrémonos ahora en ellos. Verás, los supuestos refrescos en realidad no hidratan, ni tampoco refrescan. Se les llama refrescos porque están fríos, pero es que de otro modo no podrían beberse porque son muy empalagosos debido al montón de azúcar que llevan, hasta diez cucharadas por lata. El azúcar para compensar su elevada acidez, que los haría intragables de otro modo. Están pensados para crear adicción no solo químicamente sino también culturalmente, mediante campañas de marketing que utilizan las reacciones emocionales más innatas (jóvenes en grupo junto al mar, con guitarras y amigos…). De este modo los ves como si fueran algo próximo a ti, divertido y refrescante. Son campañas que duran incluso generaciones, así que, si naces con ellas, inevitablemente terminas involucrándote en el consumo. Pero al ingerir los refrescos lo único que haces es producir una deshidratación en el organismo, generando más sed orgánica, con el fin de que sigamos consumiéndolos. Al cabo de dos o tres «refrescos» producen tanta sed que necesitamos agua de verdad, para corregir la deshidratación orgánica generada. Como tienen un pH muy ácido, debido al ácido carbónico (burbujas de gas) y especialmente al ácido fosfórico (1,5 pH), actúan a nivel estomacal «ayudando» a digerir alimentos basura como las hamburguesas, pizzas, salchichas… Muchas personas con mala digestión crónica usan los ácidos de los refrescos de cola para ayudarse en la digestión de las comidas, pero lo que están haciendo es acabar con sus dientes, sus huesos y su salud.

Cuando estas bebidas llegan al estómago y se distribuyen por la sangre, dada su enorme acidez, lo que el organismo hace es tratar de neutralizarlas (tamponarlas) con sustancias orgánicas alcalinas como son el calcio, fósforo y magnesio extrayéndolos de los huesos y dientes. Introducir estas bebidas carbonatadas al organismo es acidificarlo instantáneamente, y si no hubiera un esfuerzo de neutralización en su contra basado en el calcio, moriríamos acidificados. El organismo, mediante la elevación del calcio en sangre, tampona rápidamente esta acidez, pero lo hace a costa de tu salud ósea y dental. Esta acidez orgánica crónica es la verdadera razón del incremento de la osteoporosis.

Además, por si los ácidos no fueran ya suficiente, cada lata de refrescos contiene diez cucharadas de azúcar blanco refinado que se utilizan precisamente para dar buen sabor a una sustancia de sabor ácido. Este azúcar entra al organismo en forma de sobredosis y altera de modo inmediato el nivel de glucemia, obligando al páncreas a segregar insulina a chorro para combatir la hiperglucemia súbita. Estas agresiones al sistema pancreático terminan por afectar al mismo, y la resistencia a la insulina aparece a medio plazo, es decir, que el consumo de refrescos promueve la aparición de diabetes y síndrome metabólico con obesidad. Los aparentemente inocuos refrescos no son para nada simples refrescos, sino auténticos venenos culturales.

Si quieres un refresco de verdad coge agua pura bien filtrada y te estarás hidratando y refrescando correctamente, y sin hacerle daño a tu salud.

AZÚCARES O GLÚCIDOS

Los **glúcidos** se dividen en cuatro tipos distintos: monosacáridos, disacáridos, oligosacáridos y polisacáridos. Los **azúcares** son cadenas cortas de glucosa en el caso de los dos primeros tipos, monosacáridos y disacáridos. Los monosacáridos, están formados por una sola molécula, tal es el caso de la ribosa, la fructuosa y la glucosa, siendo esta última la principal fuente de energía para los seres humanos. Los monosacáridos ya no pueden ser descompuestos en glúcidos más pequeños.

Los disacáridos son glúcidos formados por dos moléculas de monosacáridos. Son la sacarosa, lactosa y maltosa. Los oligosacáridos están compuestos por tres a nueve moléculas de monosacáridos y se hallan unidos con frecuencia a proteínas formando glucoproteínas. Los polisacáridos son cadenas, ramificadas o no, de más de diez monosacáridos. Son el almidón, la celulosa, el glucógeno y la quitina.

Muchas personas consumen de media unas 20 cucharaditas de azúcar al día, a pesar de que muchos compran alimentos sin azúcar. Esta incongruencia es debida a que numerosos alimentos -de baja calidad- contienen al azúcar como ingrediente oculto dentro de una pequeña etiqueta casi ilegible. Por eso cito aquí los diversos tipos de azúcares, de tal modo que puedas diferenciarlos en las etiquetas. Además, el azúcar también es camuflado con nombres de otros edulcorantes, por ejemplo, si un ingrediente acaba en «osa» o en «itol» es que tiene azúcar o sucedáneos que son aún peores que el propio azúcar, como la sacarina o el aspartamo. Y también los polialcoholes, que son unos sucedáneos con sabor dulce que se emplean con esa intención, pero también porque dan un efecto refrescante porque la disolución de éste producto absorbe calor, lo que genera cierto frescor bucal. Son el maltitol, sorbitol, manitol, xilitol… El problema es que nuestro intestino sufre cuando tomamos este tipo de ingredientes, porque terminan afectándole al producir gases e irritación del mismo. De uno de ellos, el xilitol, hablaremos luego, pues los expertos no se ponen muy de acuerdo en si es bueno o malo para la dentadura.

El Dr. Price, como experto dentista, comprobó que antes del siglo XIX había muy poca caries entre los seres humanos y lo atribuyó a que no tomaban alimentos refinados ni procesados. El Dr. Melvin E. Page demostró, tras estudiar más de dos mil análisis químicos, que cuando la proporción calcio-fosforo se mantiene en 10:4, no aparece caries. Solo cuando baja la proporción de fósforo de 3,5 mg/dl en sangre aparece esta patología tan prevalente en la actualidad. Eso es porque estamos consumiendo muchos alimentos muertos o alimentos chatarra. Luego hablaré de los minerales y cómo influyen sobre los huesos y dientes ya que, para poder ser metabolizados, roban los nutrientes que el cuerpo necesita.

El azúcar por ejemplo ataca directamente a los dientes porque extrae el calcio de los huesos y dientes para poder ser metabolizado. El calcio es la sustancia tampón que neutraliza la acidez orgánica que producen alimentos refinados como es el azúcar. Además, las bacterias de la boca al degradar el azúcar presente en los restos alimenticios generan más ácido, que ataca el esmalte alcalino. No son las bacterias las que atacan el esmalte, es el ácido proveniente de una alimentación incorrecta y las bacterias se aprovechan de ello. Por ejemplo, el pan blanco, procedente de cereales refinados, es una fuente de azúcar (glucosa) muy importante; si lo consumes que sea siempre integral y si es posible, fabrícalo tú mismo a partir de cereales orgánicos. La bollería, pastelería y alimentos basados en el azúcar y también los refrescos, mejor no consumirlos jamás. ¿Por qué? Porque roban nutrientes minerales para poder ser procesados por el organismo, al revés que los alimentos orgánicos que los aportan. Fueron los doctores Leonora y Steinman, los investigadores que demostraron que si consumes azúcar y almidones refinados, se inhibe la secreción de la hormona parotídea que regula el fluido dentinal, que es el fluido dental que protege y renueva el diente por dentro desde la raíz. Después hablaré de ellos, pero quiero señalar aquí que el azúcar y los productos de bollería, refrescos, harinas no integrales, etc… anulan el eje hipotálamo-parótidas que es el que regula la salud de los dientes mediante mensajes hormonales. Es debido a que la elevada presencia de glucosa en sangre aborta estos mensajeros bioquímicos, rompiendo la integridad del diente, algo que no sucede entre las poblaciones que no consumen este tipo de productos artificiales modernos. Por tanto, a la agresión externa de los ácidos procedentes del metabolismo del azúcar hay que añadir también la agresión que provocan sobre el fluido dentinal, rico en minerales y que es el encargado de nutrir el diente por dentro.

ALMIDONES

Los almidones son hidratos de carbono (mejor denominarles «carbohidratos» por convención internacional) que están presentes en el arroz blanco, las patatas, harina refinada y sus derivados: pan, bollería, pasta... Son glúcidos o azúcares, pero de cadena larga, que sirven de sustrato alimenticio no solo a las personas sino también a las bacterias que producen la temida caries.

Por tanto, el mejor modo de no tener caries es tener los dientes limpios y sin cavidades que alojen restos de comida, y cepillarlos tras cada comida. Si quedan restos alimenticios aparecerán allí bacterias, antes o después, porque su función natural es eliminarlos, y lo hacen produciendo fermentaciones que desprenden ácidos que atacan el esmalte.

El mejor modo de evitar que haya bacterias productoras de caries es evitar los restos de comida dulce (o no dulce) en la boca, y en los intersticios interdentales, así como en las cavidades microscópicas del esmalte. Eso se consigue fácilmente con agua y jabón, y un buen cepillado a fondo. Puedes incluir el uso de seda dental o el irrigador.

Si consumimos muchos carbohidratos de baja calidad o refinados (no integrales), estaremos acidificando también el organismo, y no solo los espacios interdentales. Esto hará proliferar ciertas bacterias y hongos en el intestino que para sobrevivir ensuciarán todavía más tu medio interno. Las bacterias generan ácidos a partir de su alimentación con azúcares, pero en realidad, las bacterias acidifican siempre el medio que habitan, porque así lo hacen más apto para su propia supervivencia. Es precisamente lo que se llama fermentación. El único modo de vencer a las bacterias es alcalinizar y limpiar el medio ambiente que ocupan porque eso evita su proliferación. Si les proveemos de un terreno ácido y residuos con nuestro estilo de beber y comer, se multiplicarán e incluso lo volverán todo más ácido aún. Entonces diremos adiós al calcio de los huesos y del esmalte, que tendrá que salir a neutralizar un pH de la sangre demasiado ácido, comprometiendo nuestra salud.

El engaño del año: el peligroso flúor

De hecho, el flúor causa más mortalidad por cáncer en humanos y más rápido que cualquier otra sustancia química.

— Palabras que pronunció el Dr. Dean Burk, responsable del departamento químico del Instituto Nacional de Cáncer ante el congreso de USA, en julio de 1976.

¿Sabías que un tubo de dentífrico contiene 150 mg de flúor, y que esa cantidad puede matar al momento a un niño pequeño de menos de 30 kg de peso? ¿Sabías que 500 mg de flúor (poco más de tres tubos de dentífrico) son también suficientes para matar a un niño grande, y que con 2 g de flúor se mata a un adulto?

Sí, ese veneno llamado flúor es lo que te estás llevando a la boca cada día varias veces cuando te cepillas los dientes. Una persona se puede cepillar a lo largo de su vida la friolera suma de 60.000 a 80.000 veces, y eso significa consumir muchos kilos de pasta dental que el hígado tendrá que depurar. Hay que tener cuidado con lo que nos llevamos a la boca.

El uso de flúor para proteger los dientes es un mito comercial, una mentira, ya que ni protege ni regenera el diente. A la inversa, es un veneno que destruye tu salud dental, provocando fluorosis del diente, mientras impide la absorción del calcio. Por eso, el flúor ataca igualmente a los huesos, produciendo osteoporosis entre otras muchas patologías derivadas a causa de su toxicidad.

¿Pagarías dinero para hacer un enjuague bucal con un matarratas como el arsénico?, ¿verdad que no? Pues el flúor es también un veneno matarratas, casi tan potente como el arsénico. El flúor lo contienen todos los colutorios y pastas de dientes, anunciándolo sin rubor y además con grandes letras: «CONTIENE FLÚOR». He ahí el poder de un mito, reinando sobre la ignorancia que nos rodea. Imagínate que en el envase dijera: «CONTIENE ARSÉNICO» o «CONTIENE VENENO». ¿Qué pensarías?, ¿lo usarías entonces?... ¿No?, pues el flúor es un pernicioso veneno muy similar al arsénico, que debemos alejar para siempre de nuestra vida porque además de afectar negativamente a los dientes y huesos produce: cáncer, infertilidad, hipotiroidismo, arterioesclerosis, endurecimiento de tendones y músculos, artritis, trastorno de déficit de atención por hiperactividad (TDAH), etc...

El flúor es tan corrosivo que destruye incluso los metales, por eso no se puede alojar dentro de envases metálicos, sino solo en tubos de plástico. Tiene especial afinidad por el tejido neurológico, y se acumula en la glándula pineal que es una glándula maestra que gobierna nuestro comportamiento, descanso nocturno, etc.

Según el Dr. Mercola, hasta 42 estudios en humanos han relacionado las altas exposiciones de fluoruro con un déficit en la inteligencia, y más de 100 estudios en animales han demostrado que la exposición al fluoruro puede causar daño cerebral. El Dr. Mercola también señala otros diez puntos que tenemos que conocer acerca del flúor:

1. EE. UU. es el país que más agua fluorada consume, al revés que en Europa donde apenas existe. España es la excepción, pues aquí todavía se le añade flúor al agua en numerosos sitios.

2. Los países que procesan el agua con fluoruro en las redes domésticas no tienen menos incidencia de caries que los países que no lo utilizan. Por tanto, el flúor no sirve para nada bueno.

3. El fluoruro del agua afecta a muchos tejidos orgánicos, aparte de a los dientes.

4. La fluoración del agua no es natural, como no lo sería añadirle arsénico. Eso es contaminarla.

5. Para los bebés, el agua fluorada no proporciona ningún beneficio, sino solo riesgos. Un bebé alimentado con biberón conteniendo agua fluorada está recibiendo aproximadamente 200 veces más fluoruro del que la leche materna le tenía destinado.

6. Los suplementos de fluoruro no han sido aprobados por la FDA (Administración norteamericana para alimentos y medicamentos).

7. El fluoruro es el único «medicamento» añadido a la canalización pública del agua.

8. Tomar fluoruro ofrece poco beneficio a los dientes (en este libro comprobarás que no ofrece ninguno).

9. Las comunidades con bajo nivel económico se ven más perjudicadas por la fluoración debido a las deficiencias de nutrientes en su alimentación.

10. La fluoración del agua es una estafa, inventada por intrigantes que necesitaban una forma barata de deshacerse de los residuos industriales tóxicos, y en vez de pagar por los residuos ahora ganan dinero.

¡No podemos ignorar todas estas advertencias! Incluso los científicos del laboratorio de Investigación de Salud Nacional y Efectos Ambientales de EE. UU. ha clasificado al fluoruro como «un químico del que hay pruebas sustanciales de que desarrolla neurotoxicidad». Hay al menos 42 estudios en humanos que vinculan la exposición al flúor como causante de bajo coeficiente intelectual[4], y a niveles tan bajos como es 1,26 ppm (equivalente a 1,26 mg/litro).

Por eso, evitar el fluoruro es fundamental para la salud, porque se trata de una toxina que se acumula en el organismo y que produce efectos adversos a lo largo y ancho de todo el organismo, no solo en los dientes sino también en huesos, tejidos blandos, neuronas, sistema hormonal, etc.

Uno de los déficits nutricionales más habituales del ser humano es el déficit de yodo. Pues bien, el flúor también provoca carencia de yodo, porque al ser un halógeno como aquel utiliza los mismos receptores celulares, y por tanto compite con él. El flúor ocupa el lugar del yodo en el organismo, alterando así nuestro sistema hormonal. El déficit de yodo provoca una alteración de la glándula tiroides, lo cual es más conocido como hipotiroidismo. A la inversa, consumir alimentos ricos en yodo como son las algas, nos ayudará a impedir que se fije el flúor en el organismo, así como a eliminar su exceso.

Hay que evitar también los antibióticos fluorados, conocidos como fluoroquinolonas (el más conocido es el ciprofloxacino, entre otros), porque son antibióticos sintéticos (no producidos por bacterias) los cuales tienen efectos perniciosos secundarios a causa de su alto contenido en flúor. Pueden producir depresión o afectación gastrointestinal, entre otras patologías. Esto ha obligado ya a retirar algunos del mercado por sus efectos secundarios, apareciendo a continuación otros denominados de «segunda generación». Por desgracia, ¡el flúor está por todas partes!

El Dr. Judd es un científico que se distinguió por ser uno de los mayores críticos a la fluoración del agua en EE. UU. Como es conocido, tamaña afrenta a la salud general se hizo basada en intereses económicos y no sanitarios. La razón que argumentaron los intrigantes que ejecutaron este plan maquiavélico de fluorar el agua fue que este tóxico endurece el esmalte dental y protege al diente, lo cual es una gran falacia. La realidad es que el flúor es un componente químico inorgánico venenoso, y por tanto muy peligroso para la salud cuando se ingiere.

Esto parecen desconocerlo hasta los dentistas y médicos más cualificados, que sin comprender los riesgos que entraña su consumo, sentencian

---

4. http://www.fluorideresearch.org/494Pt1/files/FJ2016_v49_n4Pt1_p379-400_pq.pdf.

desde sus poltronas la necesidad de usar pastas dentales fluoradas, así como la necesidad de fluorar el agua corriente. Este es un dogma que inicialmente los dentistas tuvieron que admitir — bajo presión de las autoridades— pero este absurdo planteamiento se cae a la mínima exposición del sentido común cuando comprendes que los minerales que el organismo asimila tienen que ser siempre «orgánicos». Es decir, deben de haber sido procesados previamente por las plantas para que nos resulten asimilables[5] en el cuerpo humano. De otro modo nunca formarán parte de los dientes o huesos.

El informe de 1993 de la Sociedad para la Salud Dental, indica que hay una epidemia de problemas dentales en USA. Dice que jóvenes de 17 años, tienen en promedio 11 cavidades, los mayores de 44 un promedio de 30 cavidades, y de esos el 65 % no tiene dientes naturales. Los negros tienen el doble de caries que los blancos. Esto aumenta al doble en la gente pobre y al cuádruple en los indios. Este es un triste récord para la industria dental americana, que ha forzado la fluoración del agua potable como la cura de todos los males dentales.

— Dr. Judd

El flúor quema todo lo que toca. De hecho, el fluoruro de hidrógeno es un tratamiento que produce microporos en la cerámica, de tal modo se usa para convertirla en antideslizante al crear microcavidades en suelos, bañeras y duchas. Como puedes ver, la reacción química del fluoruro es que perfora todo lo que toca, incluido el revestimiento cerámico, imagínate lo que hace el flúor cuando lo aplicas sobre tus dientes… Pues eso mismo es lo que le echan a las pastas de dientes: fluoruro.

Un halógeno oxidante de la máxima potencia. Y no solo a las pastas dentales, también se lo echan a la red pública de agua. ¿Es que se han vuelto locos? Sí. Pero tienen razones poderosas para hacerlo, sigue leyendo…

---

5. Es obvio que hay muchos catedráticos en diversas materias (medicina, estomatología, enfermería…) que desconocen algo tan básico en nutrición natural como es el concepto de la diferente asimilación de los minerales orgánicos e inorgánicos. El mineral orgánico (procedente de las plantas) nutre, mientras que el inorgánico intoxica, atasca y congestiona el organismo. Por eso, muchos expertos que escriben en libros y revistas creen erróneamente también que los minerales inorgánicos disueltos en el agua embotellada ¡se asimilan! En realidad, lo único que hacen es atascar y formar las dolorosas piedras del riñón.

LA POLÍTICA Y EL FLÚOR, UN BINOMIO PELIGROSO

En 1951 Harry Truman, presidente de los EE. UU, cedió ante las presiones de las empresas que reclamaban dar una salida a sus residuos tóxicos[6] de flúor y sancionó una ley en la cual daba carta blanca al subsidio a la industria dental y los productos de limpieza bucal (dentífricos, enjuagues, tabletas...).

Así, los productos que contenían el peligroso flúor empezaron a aflorar por doquier y su campaña de marketing anunciaba la importancia de usar dentífricos con flúor para proveernos de higiene y salud dental. Hasta 50 años más tarde, con Ronald Reagan, no se cancelaría este subsidio gubernamental a los productos con flúor. ¿Qué se escondía detrás?

Este negro y largo período fue más que suficiente para crear un mito en la sociedad que aún se sostiene: el del flúor como una sustancia que favorece nuestra salud dental, cuando la realidad es todo lo contrario. Intereses comerciales una vez más frente a la salud, con la connivencia de los políticos por medio, que dan carta de validez oficial a lo absurdo y antinatural. Ni que decir tiene la importancia de los medios de comunicación en todo esto.

El mito del flúor es producto de este estado de cosas en nuestra sociedad, así como de la necesidad de algunas empresas de deshacerse de sus residuos tóxicos. Lo inició en 1939 un científico llamado Gerald J. Cox, empleado de ALCOA (Compañía de Aluminios de América) que curiosamente es el mismo que negó en su día que el amianto daba lugar al cáncer de pulmón (mesioteloma), e incluso lo «demostró» científicamente. Este tipo de intrigantes y depredadores industriales, no pueden actuar directamente por lo que tuvieron que conseguir primero el apoyo de la AMA (Asociación Médica Americana). El dinero todo lo consigue, y contaron con la ayuda de un médico llamado Edward Bernays[7], que inició una campaña de engaños para convencer a la opinión pública. Bernays opinaba así:

---

6. Procedentes de la industria de fertilizantes, aeronáutica del aluminio, petrolera, etc.
7. Publicista y autonombrado «padre de las relaciones públicas», era sobrino de Sigmund Freud. Entre sus clientes figuraban el Ejército Norteamericano, ALCOA, Procter & Gamble y Allied Signal. En nombre de grandes compañías tabacaleras, este personaje oscuro, persuadió con sus campañas a las mujeres norteamericanas para fumar cigarros en público. También promovió la fluoración del agua, sirviendo de asesor de estrategia para el Instituto Nacional de Investigación Dental. Procter & Gamble son los inventores de la tóxica margarina, un producto sintético, muy similar al plástico, que se publicitó para sustituir a la sana mantequilla (al respecto, ver mi libro *La Dieta de Vilanova*).

Usted puede conseguir prácticamente que cualquier idea sea aceptada si los médicos están a favor. El público está dispuesto a aceptarlo, porque un médico es una autoridad para la mayoría de las personas, independientemente de lo mucho que sepa o no sepa. (C. Bryson, 2004).

Bien, esto sigue siendo plenamente cierto a día de hoy. La gente confía ciegamente en la medicina, compuesta en su mayoría por gente de buena voluntad, pero eso no significa que los médicos y sanitarios no puedan ser manipulados, o que todos sean honestos. Gracias a la credibilidad de las masas, falseando estudios y comprando científicos, los intrigantes industriales incorporaron flúor a las redes de agua y también consiguieron imponer su criterio «científico» durante todos estos años. Por si no fuera suficiente, el siguiente paso fue la adición de flúor a productos orales como pastas de dientes y colutorios, porque supuestamente los protegía de la caries, lo cual es otro pernicioso error que se ha implantado en la mente colectiva en forma de mito inexpugnable. Afortunadamente la gran mayoría de los países europeos, más garantistas con su población, prohibieron la fluoración del agua hace muchos años, aunque lo que todavía no está prohibido es la fluoración de los productos dentales, pero ¡todo llegará!...

Existen múltiples estudios que revelan que la fluoración del agua no es eficaz frente a la caries y el Dr. Judd envió informes de todo ello a los políticos de EE. UU., sin que se molestaran siquiera en contestarle. En realidad, esos políticos servían a los intereses de corporaciones, pues no estaban al servicio de los ciudadanos que les votaron. Por desgracia, es exactamente igual a lo que ocurre en España, y yo diría en la mayoría de los países del mundo en la actualidad.

En 1937, después de investigar la enfermedad de los trabajadores daneses que trabajaban la roca Criolita[8], incluidos sus mujeres e hijos que también se vieron afectados, el subcomisionado de salud de la ciudad de Copenhague, Kaj Eli Roholm[9] llegó a la siguiente conclusión: «La suposición general de que el fluoruro es necesario para la calidad de los dientes se basa en información deficiente. El actual conocimiento indica claramente que el fluoruro no es necesario para la calidad de ese

---

8. Roca que se compone en un 50% de flúor y que era transportada desde Groenlandia.
9. Fluorine Intoxication. Aclinicalhigienystudy. Copenhagen. 1937.
  http://cof-cof.ca/wp-content/uploads/2012/10/Roholm-Fluorine-Intoxication-A-Clinical-Hygienic-Study-Copenhagen-Denmark-1937.pdf

tejido, sino que, por el contrario, el esmalte dental es especialmente sensible a los efectos perjudiciales del fluoruro».

Era 1937. O sea, que era algo que ya se sabía desde entonces, pero nadie pareció comprenderle, ni menos hacerle caso. Y es que había nacido *La Era del Flúor*, que tiene mucho que ver con dos fenómenos paralelos: la aparición del dentífrico fluorado y de la ¡bomba atómica![10] Sí, la bomba atómica y la investigación de las aplicaciones del flúor también van unidos de la mano. De hecho, no es casual, su desarrollo fue conjunto, siendo dos armas colectivas del máximo nivel. Una para dominar militarmente, y la otra para controlar la sumisión de las masas. La bomba se soltaría desde el aire con aviones y el flúor se enviaría por las cañerías de las ciudades norteamericanas para controlar cualquier posible rebelión, tanto externa como interna. Una vez en el agua, serían los propios ciudadanos los que se envenenarían a sí mismos.

Pero en 1943, las denuncias públicas y las demandas por intoxicaciones del ganado y de los propios granjeros producidas por las plantas de flúor cercanas a sus casas, obligaron a que estas industrias y el ejército pusieran en marcha una contraofensiva mediática, contratando a expertos para informar de las numerosas bondades del flúor. Entre ellas, la mayor mentira fue decir que el flúor prevenía la caries, lo cual es falso pero esa campaña fue todo un éxito entre los ciudadanos que en realidad desconocían lo que estaba pasando.

El flúor era una sustancia muy tóxica, pero que daba mucho dinero por sus múltiples aplicaciones industriales. Había empezado a usarse ya para fabricar demasiadas cosas (lámparas fluorescentes, aluminio, teflón…), y entre ellas estaba el CFC (clorofluorurocarbono) un gas más conocido como freón, usado como refrigerante de las recién inventadas neveras, o también usado como propelente en los aerosoles. El flúor del CFC, tampoco es inocuo, sino que también tiene un gran impacto ambiental pues acaba con la capa de ozono del planeta. Hasta ahí llega el poder oxidante del flúor…

Desde el Servicio de Salud Pública y desde la Asociación de Dentistas Americanos se dictaron normas para denigrar y difamar a todo aquel dentista que disintiera del dogma impuesto por las autoridades, llegando incluso a quitarle la licencia a los dentistas que no avalaran la fluoración. Así, por la fuerza, se impuso la campaña de fluoración, impidiendo toda opinión contraria. Así se forjó el mito…

---

10. Para poder fabricar la bomba atómica se requiere mezclar el uranio con flúor, para así formar hexafluoruro de uranio.

No creas que EE. UU es el país de la libertad. ¡Es un país con muchísimos disidentes ideológicos perseguidos! Allí Tesla fue asesinado, por querer dar la energía libre a todo el mundo; el psicólogo Wilhem Reich, descubridor de la energía orgónica, fue perseguido y muerto en la cárcel, etc. Jim Humble, la Dra. Clark, el Dr. Gerson... y muchos otros que cuestionaban el sistema fueron perseguidos. La caza de brujas a comunistas por parte del Macarthismo en los 50 no tiene parangón, excepto en la Unión Soviética. Por eso, los EE. UU. como país de la libertad son otro mito. Es un país represor como otros, y es también el que más médicos naturistas y homeópatas ha perseguido, tan solo por sus ideas. Recientemente han asesinado allí a Jeff Bradstreet, un médico que denunciaba públicamente los riesgos de las vacunas, después de que su hijo se quedara autista tras aplicársela. En EE. UU., a todo el que intente investigar seriamente algo se le quita de en medio sin contemplaciones.

Pero ¿previene el flúor realmente las caries? No, en absoluto. En diversos estudios científicos se demostró que el esmalte que se obtiene añadiendo flúor al agua potable denominado «fluoruropatita», se disuelve tan rápido con los ácidos como sucede con el esmalte común de «hidroxiapatita»[11], el cual se compone de fosfato cálcico. No solo eso, el flúor convierte al esmalte del diente en más frágil, mientras que el esmalte normal a base de calcio mantiene un cierto grado de flexibilidad que le da más dureza y protección al diente. Es falso por tanto que el flúor inorgánico, aportado por el agua contaminada con flúor o por las pastas dentales, sirva para prevenir las caries.

Por otra parte, tampoco son las bacterias las que dañan el esmalte de los dientes, compuesto de hidroxiapatita. Y prueba de ello son los dientes y los huesos que los arqueólogos y antropólogos encuentran soterrados durante siglos, sin que sean afectados por las múltiples bacterias que se hayan presentes en la tierra. Lo que daña el esmalte de verdad y crea cavidades son los ácidos de los alimentos y de los refrescos, así como las pastas de dientes químicas que llevan flúor, glicerina y triclosán, entre otros muchos tóxicos.

Por tanto, lo único que hace el flúor es envenenarnos y de paso estropear la dentadura, volviendo más frágiles a los dientes. En cambio, la formación enzimática del esmalte de fosfato cálcico es de naturaleza polimérica, lo que le otorga esa flexibilidad natural que lo protege durante

---

11. La hidroxiapatita, cuya fórmula es $Ca_5(PO_4)_3 OH$, es un fosfato básico de calcio que forma parte de los dientes. Los iones hidroxilo pueden intercambiarse con iones fluoruro pudiendo modificar la composición original del diente.

siglos y milenios. La dentina que se halla dentro del esmalte está compuesta de una *apatita* aún más flexible, y cuando esta dentina es alcanzada, la caries llega al nervio y empieza el dolor. Los huecos formados en el esmalte por los ácidos y azúcares son los que propician la presencia de bacterias en la raíz del diente como un resultado, y no como la causa de caries. El verdadero origen de la caries está en los agujeros formados en el esmalte que permiten el acceso bacteriano al interior del diente, al romperse la barrera defensiva del esmalte dental de hidroxiapatita de calcio.

Así, los dentistas modernos están muy ocupados, puliendo y excavando dientes con caries por dentro, cuando lo único que había que hacer era proteger la renovación constante del esmalte con una buena dieta y sobre todo evitando la presencia de los ácidos en la boca o de tóxicos como el flúor. El fluoruro de calcio se filtra dentro del esmalte, haciéndolo débil y quebradizo, y de paso destruye 83 enzimas junto con el ADP (adenosindifosfato). Pero es que además de destrozar el esmalte y volver quebradizos los dientes, el flúor tiene otros efectos secundarios a los que sus promotores nunca se refieren.

Estas son algunas enfermedades derivadas de la intoxicación crónica por flúor:
1. Dolor abdominal
2. Alzhéimer
3. Náuseas
4. Defectos de nacimiento
5. Fluoración de los huesos
6. Osteoporosis
7. Dientes quebradizos
8. Cáncer (variados)
9. Cataratas
10. Boca seca
11. Pérdida de la fertilidad
12. Gingivitis
13. Bolsas en las encías
14. Pérdida de la audición
15. Incrementa la muerte por ataques cardiacos
16. Aumenta por cinco la mortalidad infantil
17. Migrañas
18. Dolor de huesos

19. Degeneración en la retina
20. Psoriasis
21. Problemas estomacales
22. Úlceras en boca y estómago,
23. Defectos en el tracto urinario
24. Vértigo
25. Visión nublada
26. Vómitos
27. Pérdida de peso
28. Fluorosis esquelética
29. Destrucción de los dientes
30. Demencia y enfermedades psíquicas (alucinaciones, esclerosis múltiple, Alzheimer, epilepsia, Parkinson, etc.).
31. Muerte

Seguro que has oído hablar de un medicamento llamado Prozac, el cual consumen más de 40 millones de personas en todo el mundo con el fin de combatir la depresión. Su principal ingrediente o principio activo es la «fluoxetina», que se compone en un 94% de fluoruro de sodio. Sin embargo «la pastilla de la felicidad» como se conoce al Prozac, no funciona con personas que sufren depresión leve o moderada pues según un metaanálisis[12] que publicó PLoS Medicine, tiene el mismo efecto que una pastilla de azúcar, es decir, un placebo.

En cambio, el flúor del Prozac tiene otro efecto derivado que no nos han contado, y es que produce sumisión. La supuesta pastilla de la felicidad en realidad te encadena y te somete, anulando tu voluntad.

LA CONTROVERSIA DEL FLÚOR EN EL AGUA

Estados Unidos es el país que más extensamente en el tiempo y el espacio ha procedido a la fluorización de sus aguas potables, y posteriormente esta práctica se ha llevado a cabo también en algunos otros países del mundo como Argentina, Australia, Brasil, Canadá, Chile, Colombia, Corea del Sur, Francia (actualmente lo ha abandonado), Gabón, España (donde se abandonó también en muchas Comunidades Autónomas), Filipinas, Hong Kong, Irlanda, Israel (abandonó en 2014), Libia, Malasia, México, Nueva Zelanda, Reino Unido, Singapur, Sri Lanka, Tanzania, Vietnam y Zimbabue.

---

12. http://elpais.com/diario/2008/02/27/sociedad/1204066804_850215.html

Se estima que 171 millones de personas en EE. UU. (61.5% de la población), y 355 millones a nivel mundial (5.7% de la población mundial) consumen agua fluorada artificialmente. En algunos lugares como Senegal, Sri Lanka, China, y la India, la fluoración del agua sobrepasa incluso los niveles recomendados. No parece que esto sea casual, sino que responde a intereses gubernamentales ocultos, no de salud. Se estima que en China unos 200 millones de habitantes consumen agua fluorada con niveles iguales o superiores a los recomendados, y se sabe, pero no se evita. En cambio, la mayor parte de Europa la evita. En Bélgica se ha prohibido no solo el agua fluorada por sus efectos tóxicos, sino toda la suplementación de flúor en pastas de dientes, enjuagues bucales, chicles… La gran mayoría de los países europeos han rechazado ya la fluorización del agua (Austria, Alemania, Bélgica, Francia, Dinamarca, Finlandia, Islandia, Italia, Irlanda del Norte, Luxemburgo, Noruega, Países Bajos, República Checa y Suecia). También otros países como Canadá, Israel y Nueva Zelanda han rechazado envenenar sus aguas.

Es obvio que el debate del fluoruro del agua no salta a los medios salvo raras excepciones porque el público se alteraría (?) al saber que están siendo intoxicados por sus dirigentes. Salvo honrosas excepciones, la prensa es siempre afín al poder y silencia estos temas polémicos, huyendo de su investigación por razones de falta de ética. Pero los gobernantes, respecto al tema del flúor, se han cargado directamente nuestra libertad de elección. ¿Nos han preguntado si queremos que nos contaminen el agua con este no-metal manifiestamente tóxico? Las autoridades toman decisiones por nosotros, en nuestro nombre y en nombre de nuestra salud, pero a veces como es el caso, toman decisiones erróneas, porque sus intereses no están alineados con los nuestros ni con la salud real.

Se sabe que el flúor no solo es innecesario, sino que ¡es muy peligroso! porque el flúor es un inhibidor de las enzimas asociadas al metabolismo respiratorio y actúa negativamente sobre el mecanismo de oxidación celular. Y nosotros debemos oponernos a su consumo en todas las aguas potables. Dicen que son dosis bajas, que no nos afectan, pero ¡es falso!, pues toda dosis de un veneno es siempre perjudicial para el cuerpo. Te recomiendo ver el documental *El engaño del flúor*[13], y también páginas especializadas como Fluoridealert.org y Flouoridegate.org, donde la gente como tú y yo está intentando cambiar las decisiones políticas que van contra nuestra salud.

---

13. Fluoride Deception https://vimeo.com/9554767.

El Dr. Burker, antiguo jefe de la división de citoquímica del Instituto Nacional del Cáncer y el Dr. Ylamouylannis, director científico de la Federación Nacional de Salud, ambos de Estados Unidos, informaron en 1975 del aumento de un 19% en el número de enfermos de cáncer en las ciudades con abastecimiento de agua florada.

Rapaport (1963) destacó el significativo paralelismo existente entre la concentración de flúor en el agua para beber y la incidencia del mongolismo. Cadell (1977) sugiere la existencia de una relación entre la «muerte súbita de los lactantes» y el exceso de flúor en la dieta[14].

En Europa, afortunadamente las cosas están mejor pues la penetración del flúor en el agua doméstica no llega al 2%. En octubre de 2004 se presentó en el foro de Fluoración de Irlanda el documento *50 razones para oponerse a la fluoración del agua*, que fueron compiladas por primera vez por el Dr. Paul Connett y otros miembros de Flouride Action Network, y luego publicadas en el *Journal Medical Veritas*. A día de hoy estas razones ¡no han podido ser refutadas por nadie! Son demasiado extensas para publicar aquí, muchas de las cuales ya he citado, pero si te interesa saber más puedes acceder fácilmente a ellas buscándolas en internet.

La dosis de consumo de flúor recomendada en EE. UU. y Canadá son de 4mg/día para el hombre, 3mg/día para la mujer y entre 2-3mg/día para niños y adolescentes. Las autoridades sanitarias recomiendan la adición de flúor al agua de consumo, siempre y cuando esta sea deficitaria en el mismo, de modo que su concentración sea como máximo de 1ppm (1mg/litro), cantidad máxima recomendada como saludable[15]. Sin embargo, tomando sustancias tóxicas, nunca ninguna cantidad es segura porque las dosis en el agua no son uniformes ni estables.

Seguramente conoces que el plomo es un metal muy tóxico en caso de ingestión, por eso se eliminaron las tuberías de plomo, pero aun siendo tan tóxico, lo es menos que el flúor. Los niveles máximos admitidos de plomo son 0,015 partículas por millón (ppm) y, sin embargo, del flúor se admiten 4 ppm, a pesar de ser más tóxico. Es decir, se tolera una diferencia a favor del flúor 266 veces superior a la del plomo. ¿Alguien entiende algo?

---

14. Ver: http://elpais.com/diario/1991/09/09/madrid/684415469_850215.html
15. Investigadores austriacos verificaron en 1970 que incluso 1 ppm (1 parte por millón equivale a 1 mg por litro) de concentración de flúor puede provocar hasta un 50% de daño en las enzimas del ADN que se encargan de reparar las células, lo que acelera el proceso de envejecimiento.

Jamás añadiríamos a propósito arsénico o plomo al agua, pero agregamos flúor. La verdad es que el flúor es más tóxico que el plomo, y solo ligeramente menos tóxico que el arsénico.

— Dr. John Ylamouylannis

En España se suministró agua fluorada en algunas ciudades y pueblos de Andalucía (Sevilla, Córdoba y Linares), Murcia (Puerto Lumbreras, Lorca, Águilas y otros 22 pueblos), Extremadura (Badajoz), Cataluña (Gerona), Galicia, País Vasco (en las principales ciudades), etc.

Fue porque el gobierno español aprobó en 1990 una partida para establecer plantas de fluoración y realizar estudios técnicos al respecto. Este decreto llevó a numerosas Comunidades Autónomas a fluorar por ley el agua. El abandono de estas políticas por parte de los países europeos más relevantes no pareció tener efectos inmediatos en España, que continuó con la fluoración durante años, siguiendo el ejemplo estadounidense. Quizá la presencia en España de una filial de la contaminante fábrica de aluminio ALCOA[16], gran generadora de residuos de flúor tuviese mucho que ver en ello.

En todo caso, los datos acerca de la fluoración del agua es una información que no circula abiertamente, por lo que te recomendamos que preguntes en la red de abastecimiento de tu comunidad, para ver si aún echan le flúor al agua municipal.

En mi tierra, Galicia, ante la controversia mundial sobre el flúor, se anuló el decreto de fluoración de las aguas potables en junio de 2012, justificando que los ratios de caries cumplían las expectativas marcadas por la OMS. Al menos eso es lo que dijeron, pero al menos ahora ya no se añade más de este veneno al agua doméstica. En Euskadi, me consta que hasta hace muy poco tiempo se añadía flúor al agua. Os animo a que llaméis y reclaméis a las empresas de aguas públicas para que dejen de añadir flúor, planteándoles demandas judiciales pues es el único modo de protegerse.

La dosis de flúor en las aguas de abastecimiento público en España solía ser menor a la denominada dosis óptima de concentración de 1ppm (1 mg/litro). Pero hay estudios que revelan que esta dosis nunca se mantuvo estable, y que su concentración variaba notablemente en muchas ocasiones. Eso es peligroso, por la sobreexposición puntual que genera. Pasa igual con el cloro, que a veces se dispara en las mediciones

---

16. Empresa estadounidense, la mayor fabricante de aluminio del mundo, generadora de una considerable cantidad de residuos tóxicos.

cuando lo echan a la red de agua potable con poco control o insuficientemente bien diluido.

Por otro lado, la estrechez de la franja terapéutica del flúor en el agua es un hecho científicamente aceptado. Esta estrecha franja entre la dosis correcta y la tóxica se acerca muy peligrosamente a la dosis normal utilizada de 1 ppm, por lo cual son de esperar efectos perjudiciales cuando menos a medio y largo plazo. Una franja tan estrecha no es algo usual en la práctica farmacológica, por lo que D. Mariano Santos Comendador, jefe del departamento de ingeniería de calidad del Canal de Isabel II que lleva el agua a Madrid, se preguntaba en las páginas del periódico *El País* en 1991: «¿Es lícito emplear el agua de las redes públicas de distribución como vehículo de un medicamento? ¿Se puede garantizar la ausencia de riesgo para los consumidores de agua fluorada?».

Es obvio, en conciencia, que no se puede garantizar la ausencia de riesgo por fluoración. Ahora el agua no lleva flúor, pero el cloro es otro tóxico muy notable y en cambio ahí sigue presente, acompañando al flúor en algunas comunidades. Tened cuidado con el agua de consumo de casa porque no contiene nada bueno, y sus efectos serán distribuidos después por el cuerpo, y emergerán bajo otros problemas como diagnósticos de enfermedad. Afortunadamente, en la actualidad podemos utilizar diversos filtros en nuestro hogar para evitar la fluorosis del agua potable, así como también del cloro y los metales pesados que contiene, pero deben ser del tipo «Ósmosis Inversa» pues los simples filtros de carbón activo no eliminan totalmente el peligroso flúor.

El flúor causa más muertes humanas por cáncer, y las causa más rápidamente, que cualquier otro químico.

— *Dr. Dean Burke. Instituto Nacional del Cáncer de EE. UU.*

Digo esto con toda la convicción y sinceridad de un científico que ha pasado casi 20 años investigando la química, bioquímica, fisiología y patología del flúor. Cualquier persona que beba agua fluorada artificialmente por un período de 1 año o más, nunca volverá a ser la misma persona mental o físicamente.

— *Charles E. Perkins (químico).*

Si la dosis de flúor supera los 0,1mg por kg de peso corporal, puede dar lugar, y lo hará, a la fluorosis (manchas blancas o pardas en los dientes de los niños), aumento de la densidad ósea y alteraciones neurológicas. Por esa razón, en China más de 26 millones de personas padecen fluorosis debido a las altas concentraciones de fluoruro en el agua de bebida, pues la fluoración es utilizada como fórmula para el control de la natalidad. Como ya sabemos, en China casi todo es posible, para bien y para mal pero también en EE. UU. algunas personas han muerto o enfermado gravemente cuando los equipos locales de fluoración del agua han fallado, dejando pasar demasiado flúor al agua potable.

Esto es un riesgo que hemos observado que sucede también con el cloro del agua de nuestras ciudades. El cloro es otro veneno que nos debe ayudar a comprender la necesidad de adquirir un filtro de ósmosis inversa o una destiladora de agua para nuestra casa. Ahorraremos cargar agua embotellada hasta nuestro domicilio e incluso con un buen filtro podremos limpiar de toxinas el agua que utilizamos para cocinar.

El cloro, como el flúor, el bromo y el yodo es un oxidante muy potente, que reacciona con numerosas sustancias orgánicas presentes en los alimentos y el organismo. De hecho, algunas aguas en ciudades españolas poseen un color muy blanco, especialmente en verano, revelando su alto grado de cloro. El modo de eliminarlo es utilizando filtros potentes. Otro modo simple, es hervir el agua durante cinco minutos y dejarla enfriar de nuevo antes de tomarla porque de este modo el agua se ioniza con grupos OH que suben su pH un punto, mientras que el cloro desaparece por evaporación. También dejándola en una botella azul al sol, destapada durante varias horas, el agua se dinamiza y suelta el cloro.

El cloro aumenta el riesgo de padecer cáncer, y además reacciona con el colesterol promoviendo la arterioesclerosis. Destruye las bacterias intestinales benéficas (flora intestinal), así como los glóbulos blancos y ataca al sistema inmunitario. ¿Te has fijado en la cantidad de enfermedades del sistema inmunitario actuales? Seguramente la cloración del agua tenga bastante que ver. Además, el cloro aumenta el riesgo de aborto en mujeres embarazadas, o de padecer espina bífida en los niños cuyas madres consumen agua clorada durante el embarazo. También produce problemas bronquiales al inhalar sus vapores en la ducha y piscinas, siendo inadecuado para todos los que padecen de asma o enfermedades del pulmón.

El cloro está muy bien en el agua, pero solo en la de fregar suelos en forma de lejía, nunca en el agua de beber.

El cloro es el mayor asesino y mutilador de los tiempos modernos. Aunque previno epidemias de una determinada enfermedad, estaba creando otras. Las epidemias actuales de problemas cardiacos, cáncer y senilidad comenzaron después de que nuestro agua de beber se empezó a clorar.

— *Dr. J.M. Price, Saginaw Hospital.*

Además, el agua del grifo, o llave (Amer.), contiene también muchas dioxinas, bacterias y metales. Algunas se añaden a propósito con el fin de eliminar sedimentos o corrosión de las tuberías, y otras que se desprenden del material que forma las mismas, como son aluminio, cobre, plomo, zinc, hierro... Hasta más de 200 metales distintos, inclusive arsénico o polonio radioactivo se han encontrado en ella y, por si fuera poco, en el agua doméstica se han hallado también restos de medicamentos. Por todo eso, ¡nunca bebáis agua del grifo sin filtrar! Comprad un buen filtro de ósmosis inversa.

AGUAS EMBOTELLADAS

Y si pensabas en evitar el flúor o los químicos del agua bebiéndola embotellada, cabe decir que algunas marcas de agua mineral también contienen altos niveles de flúor. En un artículo[17] de la Asociación Española de Pediatría recomiendan no dar suplementos de flúor a los niños menores de seis años, renegando de las pautas anteriores publicadas en 1986 en que sí lo hacían. La razón básica de esta reducción en las pautas de flúor es la constatación de un aumento de fluorosis[18] dental en Estados Unidos.

La asociación de pediatras españoles recomienda ahora, como siempre siguiendo a sus colegas norteamericanos, no usar aguas ricas en flúor para niños pequeños. Pero ¿no era tan bueno el flúor antes?, ¿quién puede creerles ya?, ¿acaso juegan con nuestra salud? Dice así el norteamericano Dr. Mercola:

El fluoruro de calcio no debería confundirse con la formulación química de fluoruro de sodio, que es tóxica. El fluoruro de sodio es el tipo de ingrediente que se encuentra en la pasta de dientes, que lleva una

---

17. http://www.aeped.es/sites/default/files/anales/45-3-2.pdf
18. Patología dental por culpa del flúor en el agua que aparece en los niños durante la formación de sus dientes. Es una hipoplasia de la matriz del esmalte que aparece más o menos moteado en función de la cantidad de fluoruro ingerido.

advertencia de intoxicación. Esto se remonta a la década de 1980 con la introducción de la popular pasta de dientes con sabor a goma de mascar que causó un aumento del 280 por ciento en las muertes infantiles por intoxicación con fluoruro. Al final resultó que, este producto contenía la cantidad suficiente de fluoruro químico como para matar a un niño pequeño.

Hay un conflicto de intereses entre ciudadanos, la administración y las corporaciones económicas que controlan el marketing y el consumo de esos ciudadanos. Y la administración debería defender a los ciudadanos, pero normalmente sirve a las corporaciones. Luego, están los propios administrados que no se ocupan de su salud, y simplemente la delegan en otros como un modo cómodo para seguir con las mismas costumbres antisaludables.

La alimentación puede resolver la mayoría de las patologías, pero nadie parece darle importancia, al revés que a los productos farmacéuticos, que sin embargo no curan nada. Consumir químicos no nos parece una aberración, es curioso, pero sin embargo lo es. Resulta curioso ver cómo tantos expertos y doctores, ni se plantean que el flúor del agua es una sustancia inorgánica, que no puede ser asimilado por tratarse un mineral inorgánico, y mucho menos aun cuando procede de residuos industriales del aluminio o de la fabricación de fertilizantes. ¡Este flúor no se asimilará jamás! por más que nos lo añadan a través del agua potable, o mediante suplementos de farmacia, da igual. Simplemente se acumulará porque ¡el flúor no es un nutriente, es un tóxico!, y el cuerpo lo reducirá a su mínima expresión aislándolo en el tejido graso, sin poder evitar la sobrerreactividad del mismo como buen agente oxidante que es. Atacará los huesos y dientes, dando lugar a la ¡fluorosis esquelética! Es decir, que el flúor pasará a formar parte de huesos y dientes dada su gran reactividad, pero lo hace destrozándolos.

Algunas aguas embotelladas españolas que por su alto contenido en flúor no deben administrarse de forma continua a ningún niño según la Asociación Española de Pediatría son:

MARCA	flúor mg/l
Cabreiroá	4
Fontecelta	11,25
Fontenova	10
Fuensanta	3,3

MARCA	flúor mg/l
Imperial	8,1
Mondariz	2,2
San Narciso	7,5
San Roque	6,25
Sousas	7
Vichy Catalán	7,8
Vilajuiga	2,75

El único flúor asimilable procede de las plantas y es necesario en muy escasa cantidad, ya que, como el zinc u otras sustancias traza, es un oligoelemento del que se ingieren únicamente cantidades infinitesimales. Únicamente ese flúor «orgánico» procedente de las plantas no es dañino. Por esa razón, todos los minerales y los oligoelementos o micronutrientes que ingiramos deben ser siempre OR-GA-NI-COS. ¿Se puede decir más claro? Orgánicos. Orgánicos. ¡Orgánicos! Que significa que han sido procesados antes por las plantas.

El flúor del agua embotellada es un mineral halógeno e inorgánico, abundante en unos terrenos más que en otros, que siempre aparece mezclado con otros componentes químicos dada su alta reactividad[19], y que será excretado por vía renal en la medida de las posibilidades de cada uno, pero sin que se asimile jamás dentro del organismo. Allí, tan solo nos hará daño.

En algunos países como Rusia, China o Gran Bretaña también se añade flúor a la leche de los niños porque de hecho así lo recomienda la Organización Mundial de la Salud (OMS) indicando que el uso de la leche fluorada puede ser un factor en la prevención de caries[20]. Sin embargo, los científicos independientes están en contra de esta locura, cuyos costes letales conoceremos en un próximo futuro.

---

19. El flúor nunca aparece solo, sino siempre mezclado con otros minerales, por eso se le denomina fluoruro de... Es el elemento más reactivo e inquieto de la tabla periódica y su propio nombre ya nos lo indica pues significa «fluir», siendo esta precisamente la razón que impidió su aislamiento hasta 1886. Esta capacidad reactiva con todo, lo convierte en muy peligroso, pues incluso reacciona con las grandes moléculas como son las proteínas, las enzimas o el ADN, alterando su estructura y función.
20. Fluorides and oral health; WHO Expert Committee on Oral Health Status and Fluoride Use, WHO Technical Report Series, 846, 1994.

La fluoración es el mayor caso de fraude científico de este siglo.

— *Robert Carlton, Premio Nobel de Medicina (2000).*

EFECTOS SECUNDARIOS DEL TÓXICO FLÚOR

El flúor es el elemento más electronegativo y reactivo que existe, formando compuestos con prácticamente todos los elementos restantes de la tabla periódica que estén cerca de él. Contiene nueve protones en su núcleo que lo convierten en muy inestable, por lo que está ávido de robar electrones a diestro y siniestro, siendo precisamente esto lo que lo hace ser muy «peligroso». Como señala Christopher Bryson en *El engaño del flúor*, este apetito por los electrones ajenos le permite atravesar el acero como si fuera mantequilla, quemar lo que toca y reaccionar violentamente con la mayor parte de los materiales orgánicos.

Afortunadamente, la Madre Naturaleza mantiene al flúor encerrado bajo llave, es decir, la naturaleza nos lo presenta unido con otros elementos, precisamente a causa de su elevada reactividad con todo. De hecho, el flúor provoca la precipitación del calcio, es decir la salida del mismo del hueso y afecta no solo a los huesos sino también a los dientes.

Esto significa que ayuda a provocar la descalcificación, y luego este acúmulo de calcio precipitado por la presencia del flúor en la sangre, afecta a los tendones, músculos y ligamentos, volviéndolos poco flexibles, rígidos y quebradizos. Además, por la misma razón, a nivel arterial promueve el endurecimiento o arterioesclerosis y las patologías cardíacas. No solo eso, el flúor puede provocar osteosarcoma[21] en la cadera (cáncer de hueso), fibrosis pulmonar, daños renales, e hipotiroidismo (porque compite con el yodo), etc.

En los años noventa, un estudio de la Universidad de Harvard realizado por la Dra. Phillis Mullenix reveló que el flúor en el agua puede disminuir el coeficiente intelectual y en niños puede dar lugar a la TDAH (trastorno por déficit de atención e hiperactividad) que es un síndrome neurológico causado en parte por una cultura alimenticia de «alimentos

---

21. Varios estudios epidemiológicos en humanos han encontrado una asociación entre el fluoruro en el agua potable y la aparición de osteosarcoma (cáncer de hueso) en jóvenes varones (Bassin, 2006; Cohn, 1992; Hoover, 1991), por ejemplo, un estudio el realizado por el Departamento de Salud de Nueva Jersey, han confirmado un aumento de 6.9% en cáncer de huesos en hombres jóvenes.

basura», cuando no se trata de un falso diagnóstico[22]. Es peligroso hasta hablar del flúor pues por divulgar en su estudio los riesgos del mismo, la Dra. Mullenix, se quedó sin financiación y finalmente fue despedida como Jefa de Toxicología del centro dental de Forsyth, en Boston. Lo que está claro es que el flúor afecta negativamente al organismo, pues entre otras cosas, causa la ruptura de la cadena de hidrógeno y esto afecta a cualquier tejido que toca, por ejemplo, a las células de las encías en su estructura proteica. Así, en vez de proteger las encías, produce inflamación de las mismas o gingivitis. Además, el flúor tiende a acumularse en las glándulas pineal e hipófisis, lo que influye sobre la producción de melatonina, una hormona fundamental, reduciéndola y alterándonos el sueño entre otras manifestaciones más peligrosas derivadas de su afectación a estas glándulas maestras.

Esta afectación hipofisiaria no es algo baladí. Al finalizar la segunda guerra mundial, el químico Charles E. Perkins fue enviado a Alemania para hacerse cargo de las plantas químicas cuyos directivos estaban siendo juzgados por crímenes contra la humanidad por utilizar prisioneros como conejillos de indias. Allí le refirieron que los nazis tenían una estrategia para controlar las revueltas ciudadanas que consistía en añadir pequeñas cantidades de flúor al agua potable ya que habían descubierto que el flúor afectaba a algunas áreas específicas del cerebro, volviendo más «dóciles» o manejables a las personas, siendo una estrategia que pensaban utilizar en los territorios ocupados.

Pero finalmente, la fluoración masiva no la hicieron los nazis... sino los estadounidenses. Los intentos de fluorar el agua tuvieron éxito a pesar de que, en 1954, un total de 79 premios Nobel de Química habían rehusado apoyar la floración del agua, pero a día de hoy el 66% del agua doméstica de EE. UU. es tratada con fluoruro. Y a pesar de todas las inmensas evidencias que existen, las grandes organizaciones dentales como la ADA (Asociación Dental Americana) y las agencias estatales de salud de EE. UU. miran para otro lado, mientras continúan promo-

---

22. El Trastorno por Déficit de Atención e Hiperactividad (TDAH) es un invento maquiavélico, una falsa enfermedad como reconoció su «descubridor», el psiquiatra León Eisenberg siete meses antes de morir, cuando contaba ya con 87 años y cuando seguramente el dinero ya no le importaba. Dijo así a Der Spiegel: «el TDAH es un ejemplo de enfermedad ficticia». Tenía razón: la había inventado él.

viendo el uso de flúor en el agua, así como en los productos dentales y únicamente la Agencia de Protección Ambiental de EE. UU. se ha mostrado firmemente en contra.[23]

En 1979 se descubrió[24] que la CIA investigaba y utilizaba las drogas como el LSD y el flúor, con el fin de encontrar sustancias que selectivamente afectasen al sistema nervioso central e influir sobre la conducta de las personas. Todo este afán de dominio de las masas de los estadounidenses ya lo denunciaron algunos contemporáneos en el primer tercio del siglo XX, tal como hizo Fritz Lang en su película *Metrópolis* (1927), donde divide la sociedad futura del año 2000 en dos clases: los dueños de los medios de producción y comunicación, y por otra parte los obreros, que sobreviven dramáticamente en un mundo inferior, trabajando para ellos, bajo la megápolis. Cada día nos encaminamos más hacia las megaciudades, donde somos tratados como ganado.

Aldous Huxley describe algo similar en 1932 en un libro visionario que vuelve a estar de moda titulado *Un mundo feliz,* donde vive una sociedad que utiliza la selección genética para controlar a los individuos en cinco categorías de población diferentes, describiendo una dictadura «perfecta», pero disfrazada de democracia. Se trata en realidad de un sistema de esclavitud, donde los esclavos no saben que lo son, ya que viven solo para el trabajo, el consumo y el entretenimiento. Acertó Huxley, sin duda, porque eso es justamente lo que tenemos a día de hoy en buena medida en los países occidentales, con una gran parte de la población alienada de sí misma y sometida al consumismo voraz y tóxico. Por último, George Orwell en 1949 con su novela futurista *1984*, nos representa gráficamente también el interés de los dirigentes por el control de las masas, incluso a nivel mental y lo explicita en forma de metáfora en su obra *Rebelión en la granja*, donde sin duda se refiere a la granja humana actual.

---

23. Ver: *Fluoride in Drinking Water* en:
http://www.nap.edu/catalog/11571/fluoride-in-drinking-water-a-scientific-review-of-epas-standards
24. Descrito ampliamente en el libro de John Marks, *La búsqueda del candidato de Manchuria*, donde expone el experimento MK Ultra, un programa secreto de control mental por parte de la CIA mediante LSD y flúor. El candidato de Manchuria es un sujeto programado para matar y no recordar nada, y el título del libro está basado en una novela de 1959 y la película titulada *El Candidato de Manchuria*.

Como ves, el flúor no es algo tan inocuo como nos han hecho creer. ¿Sabes por qué el flúor se vende siempre dentro de envases de plástico? Porque corroe todos los metales que toca. Bueno, la realidad es que corroe casi todo lo que toca. Sí, esa peligrosa sustancia es la que has estado llevándote durante años a tu boca. Tú y tu familia estáis consumiendo alegremente un tubo tras otro, lo cual sin duda tiene un efecto acumulativo a nivel orgánico porque además es un tóxico sistémico, es decir que sus efectos son más difíciles de notar a primera vista, afectando globalmente al organismo. Por eso no se lo relaciona fácilmente con enfermedades derivadas del mismo, como las fracturas de cadera o el hipotiroidismo, etc.

Algunos compuestos fluorados son claramente tóxicos, pero cuando se hallan en pequeña cantidad, nos envenenan muy lentamente. En ese caso el flúor resulta indetectable debido a que sus efectos son muy inespecíficos: fatiga crónica, sequedad de garganta, dolor de cabeza, irritabilidad urinaria, debilidad muscular, náuseas, sarpullidos, hormigueos de manos, úlceras bucales, pérdida de agudeza mental, nerviosismo, mareos, depresión, trastornos visuales... y como se elimina a través de la bilis también congestiona el hígado.

Las pastas dentales para niños suelen llevar aditivos con sabor a chicle, y contienen una tercera parte de la cantidad de flúor que las de los adultos (450 ppm frente a 1.450 ppm) pero proporcionalmente para ellos son igual de tóxicas. Además, están los perniciosos detergentes y químicos que contienen pero si observas las recomendaciones de los tubos de pasta dental infantil, verás que dicen que no debe tragarse y que vigiles atentamente a tus hijos mientras se están cepillando los dientes. Por eso especifica el envase que los niños deben usar una cantidad no mayor que un guisante. Están avisándonos de su toxicidad, con el fin de evitar posibles demandas judiciales, pues así se defienden porque el que avisa no es traidor. De hecho, si un niño se traga pasta dentífrica o un poco de colutorio dental debes llamar al teléfono de intoxicaciones y visitar urgentemente a un médico. Hubo un caso en EE. UU. de un niño de tres años que falleció tras tragarse por error un trago de agua fluorada que le entregó su higienista dental para que se enjuagara[25] con ella. Y es que lo que intoxica no puede jamás dar la salud.

---

25. Se trata del caso de Keith Kantor, de McMinneville (Oregón), un niño tratado en el dentista con un colutorio a base de flúor, que murió envenenado al ingerir por error media taza de este nocivo veneno en vez de simplemente enjuagarse con él. Su hermano hizo lo mismo pero se salvó, al administrársele a tiempo un antídoto a base de calcio gluconado.

Preparar leches infantiles o biberones para niños con agua fluorada puede ser también realmente peligroso por estas razones, y ojo con usar antibióticos fluorados denominados fluoroquinolonas porque sus efectos secundarios incluyen depresión, desprendimiento de la retina (ceguera), insuficiencia renal, problemas gastrointestinales, daño permanente en los tendones... Algunos medicamentos de este tipo se han retirado del mercado por el número elevado de lesiones que han causado, sin embargo, las «fluoroquinolonas» siguen siendo uno de los tipos de antibióticos más prescritos.

¿Y qué sucede con las pastas que eliminan la sensibilidad? Algunas se aplican con el dedo directamente sobre el diente para aportarle así directamente más flúor, un ingrediente que a cambio destruirá el diente, porque lo hará más rígido y modificará la calidad del esmalte original de hidroxiapatita a fluoruroapatita. Y como te lo tragues, de paso te estarás envenenando con matarratas.

No tiene ningún sentido usar las pastas blanqueadoras o las que eliminan la sensibilidad dental. La sensibilidad se elimina aportando calcio al esmalte cada día mediante la alimentación y la saliva, sin la competencia del flúor. Por eso, la mejor pasta de dientes es la que no se usa. Tíralas todas a la basura, y cómprate un buen jabón natural y hazle un sitio de honor en tu cuarto de aseo. El jabón de Castilla, común y corriente, hecho son sosa y aceite de oliva, devolverá poco a poco la salud a tus dientes, y de paso tu bolsillo se verá también recompensado. Y no solo por lo que ahorras en pastas de dientes, sino — y, sobre todo— por lo que ahorrarás en citas con el dentista.

INGREDIENTS: AQUA, SORBITOL, HIDRATED SILICA, GLYCERIN, PEG-12, SODIUM LAURYL SULFATE (SLS), AROMA, CELLULLOSE GUM, TITANIUM DIOXIDE, XANTHAN GUM, SODIUM BENZOATE, SODIUM FLUORITE, SODIUM SACCHARIN, ALLANTOIN, CETYLPYRIDINIUMCHLORIDE, LIMONENE.

Pero las pastas dentales no solo contienen el pernicioso flúor, sino como ves en su envase también otros muchos ingredientes químicos, cuyo grado de toxicidad desconocemos. Leemos, no sin dificultad por el tamaño de la letra los componentes de un tubo de pasta y comprobamos que consiste en toda una sopa química, cuyos efectos orgánicos por interacciones diversas nadie sabría pronosticar. Lo peor es que algunos de estos ingredientes, como la perjudicial glicerina dental, también los contienen ¡las pastas de dientes supuestamente naturales! Estas marcas naturales estamos pagándolas bien caras simplemente porque no contienen flúor, ni SLS, ni parabenos, pero en cambio aún mantienen otros tóxicos químicos diversos, además de la contraproducente glicerina que resulta muy perjudicial para los dientes porque impide la remineralización del esmalte. Conozcamos un poco más de ella.

◼ Glicerina, una barrera para la remineralización

¿Qué es la glicerina?, dirás. La glicerina o glicerol es un alcohol procedente de la degradación de los lípidos o grasas, y que posee la propiedad notable de mantener y atraer hacia sí al agua, lo cual se conoce como capacidad humectante o higroscópica. Esto a nivel cutáneo, en jabones, puede resultar indicado, pero a nivel dental es un problema. Por sus diversas cualidades, la glicerina suele utilizarse también como plastificante, emoliente, espesante, dispersante, lubricante, endulzante y anticongelante. Es de un color bastante transparente (recordad los supositorios o el jabón de glicerina) y es muy pegajosa, viscosa, y con sabor dulce, de ahí su nombre: *glykeros*, que proviene del griego, que significa dulce. La glicerina no es peligrosa de por sí, aunque con ella también se fabrica una sustancia explosiva: la «nitro*glicerina*».

Por estas razones, especialmente por su uso en la fabricación de jabones protectores de la dermis, la demanda de la glicerina ha ido en aumento. Desde los años 50 del pasado siglo XX el glicerol o glicerina se genera en grandes cantidades como un subproducto del proceso de fabricación del combustible biodiesel, de origen vegetal. Es por tanto un subproducto industrial con una gran salida comercial, tal como sucede con el flúor. El biodiesel es un combustible obtenido a partir de vegetales, y por tanto la glicerina obtenida es también de origen vegetal, pero este tipo de glicerina vegetal es más cara que la glicerina mineral obtenida de la destilación del petróleo. Por eso, la peor forma de glicerina existente en el mercado es la que proviene del propileno, que es un hidrocarburo incoloro e inodoro procedente de la destilación del petróleo.

El propileno es el segundo compuesto más utilizado en la industria química en todo el mundo, y precisamente uno de sus derivados más relevantes es la glicerina sintética, que es un producto de origen mineral e inorgánico, como el mismo petróleo, y no de origen vegetal. De ahí el peligro de su utilización, por más que nos digan que es igual a la vegetal e inocua como ella. Bueno, en realidad no nos lo dicen, simplemente la utilizan en muchos de los productos que usamos a diario, y punto.

Pero, a lo que íbamos, ¿por qué nos hace daño la glicerina en los dientes? Verás, la glicerina está presente en todas las pastas dentífricas como aglomerante o aglutinante porque ayuda a que los diversos químicos que la componen no se separen entre sí. Ello requiere una gran adhesión, siendo un problema utilizarla sobre los dientes porque resulta tan pegajosa que se necesitan entre veinte y veinticinco enjuagues con agua para poder eliminarla porque la glicerina de la pasta de dientes forma una barrera grasa sobre la superficie del diente, y tarda de otro modo unas seis horas en eliminarse. Esto es un problema porque su presencia aborta e impide la remineralización del esmalte por parte del calcio de la saliva. ¿Te cuesta creerlo? Haz la prueba que menciono a continuación sobre el lavabo y muy pronto lo comprobarás.

Yo dudo que la glicerina empleada en pastas dentales sea vegetal, pero aunque lo fuera, ésta tampoco sería adecuada. Cuando los dientes permanecen cubiertos con una viscosa capa de glicerina (vegetal o sintética), no pueden reconstruir su esmalte a partir del calcio y fósforo presentes en la saliva. Es decir que, si los dientes no están completamente limpios, la coenzima adenosindifosfato (ADP[26]) no podrá proveer de fosfato cálcico al esmalte y reesmaltar así los agujeros del diente creados por los ácidos, y que nos dan sensibilidad dental. Los ácidos se comerán cada día un poco más el esmalte, porque el equilibrio del reesmaltado se ha roto, y la destrucción supera a la remineralización del esmalte dental.

No solo eso, si te cepillas con pasta después de comer alimentos ácidos, la viscosa glicerina presente en la pasta de dientes levantará una barrera superficial cubriendo por encima a los propios ácidos que se están comiendo tu esmalte, y de paso impedirá la limpieza del diente y su remineralización.

Esta limpieza del esmalte dental es requerida para que la saliva nutra después al diente, componiendo lo que se denomina reesmaltado (o enamelización[27]). Por lo tanto, con el uso de las pastas dentales, en vez de limpiar tus dientes los estás cubriendo de sustancias químicas pegajosas que impiden la regeneración dental. Todo ello garantiza la progresiva destrucción del esmalte y la creación de cavidades en el mismo donde se refugiarán las bacterias, para merendarse los residuos de las comidas que allí se acumulan. Y al estreptococo mutante que produce

---

26. ADP, es una coenzima (precursor de otra enzima u holoenzima), cuya estructura es una molécula de adenosina y dos moléculas de ácido fosfórico. Es un importante intermediario del metabolismo celular e interviene en una serie de reacciones metabólicas de los seres vivos, acoplándose al ATP (adenosintrifosfato) y en reacciones de intercambio de energía, mediante la conversión de ATP en ADP y viceversa.
27. En inglés, reesmaltado o nutrición diaria que tiene lugar sobre el esmalte del diente para mantenerlo sano, a base de calcio y fosfato.

la caries le da igual que lo tapes por encima con la glicerina de la pasta de dientes, porque a esta bacteria no le afecta en absoluto. Sin embargo, lo que la mata, ¡es el jabón!

Dice el Dr. Judd:

La reenamelización (reesmaltado) de los dientes se produce cuando están limpios. Todas las pastas dentales hacen una barrera de glicerina en los dientes que requerirían veinte enjuagues para eliminarla. Una buena solución para limpiar los dientes que he utilizado durante cinco años, es una barra de jabón. Mojar el cepillo de dientes y deslizar sobre la pastilla de jabón dos o tres veces y después cepillar los dientes a fondo y las encías con suavidad. Enjuague con agua tres o cuatro veces. Todos los aceites se limpian y las encías se desinfectan porque las bacterias mueren por el jabón. Los dientes quedan entonces listos para la reenamelization con calcio y fosfato en la dieta. La enzima adenosindifosfato (ADP) proporciona fosfato a la superficie del esmalte. No utilizar jabones líquidos[28], su composición diferente es perjudicial para el protoplasma.

Lo que hay que hacer para limpiar los dientes por tanto es utilizar jabón, porque el JABÓN NATURAL limpia los ácidos y disuelve las grasas de los alimentos, introduciéndose a fondo en los intersticios del diente. Se puede usar jabón líquido si este es de origen natural, como el sólido, pues lo que diferencia a ambos es tan solo su volumen total de agua. Lo que no se puede usar es jabón comercial corriente, porque está hecho a partir de grasas animales, con docenas de sustancias químicas para texturizarlo, colorearlo, bajar el pH y dar buen olor.

Menos aún se pueden usar los geles de baño comerciales, porque contienen todo tipo de detergentes que son muy tóxicos en caso de ir a la boca. De hecho, la piel sufre mucho con ellos, por lo que nunca deben usarse para lavar los dientes. En cambio, los jabones naturales, sólidos o líquidos, sí pueden usarse para lavar los dientes. Yo uso a diario un jabón líquido fabricado por mí como resultado de disolver una pastilla de jabón natural en agua caliente, y sabe estupendo con unas pocas gotas de aceite esencial de menta. Este jabón de origen natural, líquido o sólido, tiene la ventajosa propiedad de atrapar a las bacterias, destru-

---

28. Se refiere el Dr. Judd a los geles de baño que son una sopa química. En cambio, los jabones naturales «líquidos» son exactamente igual de buenos que los jabones naturales «sólidos», ambos para lavarse los dientes.

yéndolas al instante, y de paso impide su proliferación excesiva en los residuos de los alimentos, las cavidades interdentales y orales. Limpia y desinfecta los dientes dejándolos aptos para que la saliva haga su trabajo de recomposición bañándolos constantemente. Luego veremos como prepararlo fácilmente.

Mientras la pegajosa glicerina potencia la enfermedad bucal, el jabón natural la resuelve. Además, como decía, no sabemos el origen de la glicerina empleada en las pastas de dientes y tampoco nos lo van a decir. La glicerina vegetal resulta más costosa obtenerla que la del petróleo, lo cual me hace pensar que se pueda estar utilizando una forma de glicerina mucho más barata procedente del propileno y mucho más perniciosa. En resumen, cuando los dientes no están completamente limpios de esta especie de pegamento que es la glicerina, la coenzima adenosindifosfato (ADP) no puede proveer de fosfato al esmalte dental, con lo que se pierde la posibilidad de remineralización de la cual la saliva le provee constantemente. Y, al mismo tiempo, esta capa grasa mantiene el efecto corrosivo sobre el esmalte de los ácidos provenientes de la comida (alimentos como frutas, vinagre, vino, harinas e hidratos de carbono refinados...).

LA PRUEBA DE LA GLICERINA EN EL LAVABO

Debes realizar esta prueba en casa para ver la pegajosidad de la glicerina de tu pasta dental. La cerámica de la pileta del lavabo actúa como si fueran tus dientes. Comprueba la persistencia de la capa grasa que forma la glicerina sobre ellos, echando una poca pasta dental en un lateral de esa pileta y luego intenta escurrirla, simplemente enjuagándola con la mano, echándole agua encima, como si fuera el hecho de enjuagarte la boca tras el cepillado con pasta dentífrica. Verás como el agua no la limpia fácilmente ni la disuelve porque la glicerina es superpegajosa. Incluso con el grifo abierto a chorro, la pasta no se disuelve fácilmente.

La espuma que forma es del jabón bactericida que contiene denominado triclosán y del Lauril Sulfato de Sodio (SLS). Por si el flúor no fuera lo bastante nocivo, le han añadido aún más sustancias peligrosas que, como la glicerina, impiden el reesmaltado natural de tus dientes.

Para quitar esta grasa sintética de los dientes después del cepillado es necesario enjuagar la boca unas 20-25 veces, lo cual no hace nadie por supuesto. Por eso, lo mejor es abandonar las pastas de dientes, y usar un sencillo jabón sano y natural, no excesivamente alcalino, que provea de limpieza a los dientes para que, una vez estén bien limpios, se regeneren con el calcio de nuestra saliva.

Es fundamental comprender cómo funciona la regeneración dental para entender bien todas las agresiones a que sometemos a nuestros dientes y conocer que para que se remineralicen requieren estar completamente limpios, como un cristal, y eso se consigue mejor con jabón.

En todas las pastas de dientes de uso corriente, incluidas las que se autonombran como «naturales» hay glicerina. De hecho, el jabón dental ¡también contiene glicerina! Pero lo contiene en cantidades mínimas, y no como un aglomerante como sucede con las pastas dentales. Además, la glicerina vegetal del jabón natural para uso dental es tan escasa que se disuelve y no constituye ningún problema.

Pero si usas pasta dentífrica, tus dientes se irán poco a poco llenando de flúor en el esmalte, padecerás de mayor sensibilidad en las encías e irá aumentando el sarro en tus dientes. Las bacterias no producen la caries, simplemente viven donde hay huecos en el esmalte con residuos alimentarios acumulados. Si limpias bien esos residuos con agua y jabón, las bacterias desaparecerán rápidamente de allí, pero la clave está en reesmaltar luego bien las cavidades, porque así no habrá huecos que alojen más residuos, que son el pasto del que viven las bacterias. Así es como conseguirás regenerar los dientes. También habrá que propiciar la buena nutrición interna de los mismos a través del fluido dentinal que sale de la dentina, con una nutrición correcta a todos los niveles.

Y si ya hemos hablado de hasta qué punto el flúor resultaba nocivo, y de cómo la glicerina constituye una barrera a la remineralización, imaginaos ahora toda una batería de ingredientes químicos presentes en las pastas dentales, listos para agredir a vuestros dientes y vuestra salud general… Una amalgama química que contiene conservantes, colorantes, surfactantes, saborizantes, espesantes, aglomerantes, blanqueantes, desensibilizantes… y muchos otros componentes químicos que destrozan la salud y la capacidad de auto regeneración que los dientes poseen por sí mismos. Veamos ahora algunos otros de ellos.

■ Triclosán o cómo poner un pesticida en tu cepillo

El triclosán es una sustancia bactericida y fungicida que se ha usado durante más de 40 años como agente desinfectante, antiséptico y especialmente como conservante. Fue registrado por primera vez en 1969 ante la EPA (Agencia de Protección Ambiental de EE. UU.) como un pesticida. ¡Eso ya nos revela todo! Pero a día de hoy se usa también como antimicrobiano a nivel industrial.

Bien, pues el triclosán está presente en algunas de las pastas de dientes más conocidas y utilizadas en el mundo. No solo en pastas dentales, también se utiliza ampliamente en cosmética y en desodorantes, en una proporción máxima por ley del 0,3%, dado que es un biocida muy potente que mata las bacterias que producen el mal olor del sudor. Por eso, usarlo oralmente en pastas de dientes me parece un poco osado por parte de quienes distribuyen este venenoso elemento en las pastas dentales, sin embargo, ahí lo encontramos.

El triclosán está siendo cuestionado por la propia Agencia Alimentaria Americana cuyas restricciones van muy por detrás de las europeas. De hecho, la Unión Europea ya ha restringido su uso directamente desde 2014, porque la comunidad científica viene alertando de su toxicidad, incluso a dosis muy bajas dado que es un potente «disruptor» endocrino que se acumula y se mantiene pegado al diente gracias a la ayuda de la glicerina. Disruptor endocrino quiere decir que interfiere y altera todo tu sistema hormonal con imprevisibles consecuencias, ninguna positiva.

Está demostrado también que el triclosán produce disfunción tiroidea y que además promueve la resistencia bacteriana a los antibióticos. Precisamente está siendo cuestionado por biólogos y médicos por esta razón, por la resistencia de las bacterias a los antibióticos que está provocando. Como su estructura química es similar a la de las hormonas, ello le permite que se una a los receptores hormonales del organismo, ocupando su lugar. Lo malo es que esto es suficiente para producir cáncer de pecho, de ovario, de testículo y de próstata.

El venenoso triclosán está también autorizado para colutorios o enjuagues bucales en una concentración máxima de un 0,2%, porque sus inventores justifican su uso para las gingivitis, y no parece importarle a nadie que esto sea un efecto terapéutico falso. Y en el resto de los productos cosméticos está también prohibido, por lo que debemos vigilar su presencia en las etiquetas de todos los productos. En Alemania por ejemplo se prohibió una conocida pasta dental (que prefiero no citar) que lo contiene, pero en España aún se vende esa misma marca, conteniendo triclosán, sin ninguna objeción por parte de las autoridades sanitarias.

Según un estudio de las universidades de California y de Colorado del año 2012, el triclosán dificulta las contracciones cardíacas y también de las fibras musculares, afectando por tanto a la función muscular y cardíaca[29]. Esto quiere decir que además de alterar el sistema hormonal, el triclosán es también un depresor cardíaco. Y las pruebas con ratones demostraron que la función del corazón caía nada menos que un 25% después de haber sido expuestos al mismo. No solo eso, también se demostró que la fuerza muscular y de agarre caía en un 18%. El autor de este estudio señaló: «El triclosan se encuentra prácticamente en la casa de todas las personas y es penetrante en el medio ambiente. Estos resultados proporcionan una fuerte evidencia de que la sustancia química es motivo de preocupación para la salud humana y ambiental».

Por tanto, si decides seguir usando colutorios y enjuagues bucales, al menos comprueba que no contengan triclosán, porque además de sus efectos sobre la contractilidad muscular y cardíaca te puede alterar todo tu sistema reproductivo a medio y largo plazo (testosterona y estrógenos), así como la glándula tiroides y el metabolismo, porque después se acumula a largo plazo en tu grasa corporal[30].

Por todas estas razones el uso de triclosán en Europa —no así en el resto del mundo— se ha limitado a algunas categorías de cosméticos, y se ha prohibido en el resto. Sin embargo, su uso a la concentración máxima del 0,3% sigue siendo legal en los siguientes productos:
• Pastas de dientes.
• Jabones de manos líquidos.
• Gel de ducha.
• Desodorantes (no en aerosol).
• Maquillajes.
• Productos para la higiene de uñas artificiales.

---

29. http://www.pnas.org/content/109/35/14158.abstract?sid=d8389632-6869-4dd7-af-dd-f6c2df44d31d.
30. Mas bien debiera decirse que el organismo nos protege de su presencia envolviéndolo con grasa.

Además, también se sospecha de que resulte cancerígeno. En los últimos años el triclosán se ha añadido a jabones líquidos antibacterianos cuyo uso, por tanto, no es inocuo para la salud. De hecho, la preocupación por la salida del triclosán al medio ambiente ha llevado a la agencia de protección del medio ambiente de Estados Unidos a realizar estudios de impacto de riesgos de éste en las aguas residuales, donde anidan bacterias que ya se han acostumbrado a él. Esto quiere decir que el triclosán aumenta la resistencia de las bacterias, convirtiéndolas en más difíciles de vencer con antibióticos. Esta creciente resistencia ha generado la alarma mundial en la OMS por el impacto que tendrá sobre la población en el próximo futuro la ausencia de antibióticos eficaces frente a determinadas bacterias multirresistentes. Lo que tiramos al medio ambiente termina siempre por volver con un efecto *boomerang*. Ten en cuenta que el triclosán que se elimina desde tu baño está contaminando los ríos, arroyos y aguas residuales, alterando fauna y flora, y vuelve a ti por la cadena alimentaria debido a las aguas de riego de cultivos, la pesca, etc. Se ha demostrado que también se acumula en las hojas de las plantas y que así retorna a la cadena trófica humana, casi sin percibirlo.

Pero las alteraciones hormonales pueden estar más cerca tuyo de lo que piensas porque los plásticos y los disruptores endocrinos como el triclosán, el BPA (bisfenol A), etc... están omnipresentes en nuestras vidas, sin que nos demos cuenta y con algunas consecuencias: infertilidad, pubertad precoz, etc. Se han encontrado cantidades preocupantes de triclosán en delfines y otros peces, y entre ellas malformaciones sexuales que revelan su efecto hormonal sistémico. También en muchas personas se ha hallado gran presencia de triclosán.

Lee con cuidado los prospectos de los productos de aseo y baño, y todo aquello que contenga triclosán debes de tirarlo a la basura. Usar jabones antibacterianos líquidos que lo contienen como agente fundamental, es peligroso. Lo peor de todo es que está demostrado que no resulta más eficaz frente a las bacterias que el simple y corriente jabón.

Te recomiendo que compres o fabriques tu propio jabón artesano y natural, que protegerá tu piel si mantiene un sobreengrasado suficiente. No te fíes de que ponga natural, cómpralo con garantías reales a artesanos del jabón, y no por la publicidad comercial. Y ten también cuidado con las cremas, colonias y demás productos de belleza que circulan por ahí, muchas procedentes de China, en mercadillos callejeros y demás. Salen al mercado sin ningún tipo de control o vigilancia (y aunque la tuvieran daría lo mismo) pues también pueden contener desde metales pesados a tóxicos como el triclosán.

Lauril Sulfato de Sodio (SLS), un detergente cancerígeno

Es el detergente más comúnmente utilizado (el 90% de los geles de baño lo contienen) y es un sustituto barato del jabón, debido a sus cualidades espumantes y limpiadoras. Pero, sin embargo, también se trata de un tóxico muy relevante, que suele pasar desapercibido frente a otros tóxicos más nombrados como son el flúor o el ya mencionado triclosán.

El SLS está registrado como un insecticida y es así porque su solicitud como pesticida fue rechazada por el inmenso daño medioambiental que producía en la fauna y flora marina. El Dr. Mercola refiere que hay unos 16.000 estudios que revelan la toxicidad de este peligroso detergente, que deja un mal sabor de boca porque afecta al paladar y al gusto, potenciando los sabores amargos, siendo esa la razón principal por la cual, si comemos algo después de cepillarnos, nos sabe mal. Y por eso, para enmascarar su nefasto sabor, se usan diversas sustancias saborizantes y endulzantes en la pasta dentífrica.

El SLS ha sido tachado de cancerígeno, pero a pesar de ello se haya siempre presente en numerosos jabones, pastas dentales y champús debido a que es un gran espumante. De este modo, pasa todos los controles sanitarios y farmacéuticos que permiten que se incluya prácticamente en todos los productos de belleza y de higiene. Es el principal responsable de la espuma que produce la pasta de dientes, y su sabor repelente tienen que modificarlo con saborizantes de limón, menta o sacarina. Se lo ha relacionado con la aparición de aftas bucales, debido a la abrasión que produce sobre la mucosa del tejido oral. ¿Por qué? Porque el SLS es un detergente tensioactivo y humectante, creado para reducir la tensión superficial del agua, lo que permite que sus propiedades penetren en el cabello o en la piel y mucosas, y se difundan a fondo. Como es un ingrediente barato se mezcla con ácido esteárico (estearato de sodio) y entre los dos conforman el 50% de los ingredientes del champú.

Dada la «compatibilidad» del SLS con la piel y también su capacidad humectante y emulsionante, se ha convertido en una de las materias primas más usadas en la industria cosmética. Sin embargo, entre las personas preocupadas por su salud y los fabricantes se mantiene un fuerte debate en torno a su uso. Por supuesto, no son las industrias que lo fabrican quienes van a aportar los estudios ni la numerosa bibliografía en su contra, sino que deben ser los consumidores los que voluntariamente abandonen su uso, tal como está sucediendo actualmente con los parabenos. Fijaos cómo algunos comerciantes ya anuncian sus productos como libres de parabenos, ante el asombro de muchos clientes que oyen hablar de ellos pero no saben ni siquiera lo que son.

El SLS es un producto químico que se extrae del coco, cuyo aceite es muy buen espumante, pero su proceso extractivo está muy lejos de ser algo natural dado que se realiza mediante etoxilación, lo cual hace que se contamine de una sustancia cancerígena denominada «1,4-dioxano».

Según múltiples estudios, el SLS puede ocasionar:

• Irritación de la piel y ojos.
• Toxicidad de los órganos.
• Alteraciones del desarrollo y reproductivas.
• Neurotoxicidad.
• Alteraciones endocrinas y cambios bioquímicos o celulares.
• Posibles mutaciones genéticas.
• Cáncer.

Otros desarrollos posteriores del SLS, muy similares en su potencial dañino son:

SLES: Lauril Éter Sulfato de Sodio. Es menos irritante que el SLS, y con mayor capacidad espumante aún. Su uso por esa razón es más indicado en jabones para niños, pero la presencia del 1,4-dioxano es un problema que no ha sido superado. Los fabricantes tratan de reducir la presencia de este tóxico mediante un proceso de *vacuumstripping* (extracción por vacío) pero ciertas cantidades siguen siempre presentes, pudiendo afectar a la piel y al organismo de los niños que lo usen.

Otros productos derivados son el ALES: Lauril Éter Sulfato de Amonio y el ALS: Lauril Sulfato de Amonio. Todos ellos son potentes disruptores endocrinos, cancerígenos y atacan tanto la piel como la mucosa oral, facilitando la inflamación de las encías y los tejidos de la boca. Además, por la misma razón, promueven la permeabilidad cutánea enviando a la sangre otras moléculas tóxicas, presentes a su vez en las pastas y colutorios dentales. Una vez dentro del organismo, la mezcla o interacción del SLS, con nitritos (utilizados como conservantes alimentarios), también tiene consecuencias peligrosas para la salud formándose lo que se denomina un «cóctel químico». Recordemos que el cuerpo es un todo, y la mezcla de sustancias tóxicas produce siempre alteraciones imprevisibles.

Un estudio citado en *Wall Street Journal* (1 de noviembre de 1988) relacionó al SLS con las cataratas y la absorción de nitrato (los nitratos son cancerígenos —o sustancias que causan cáncer). Aparentemente, esta absorción sucede cuando el SLS se contamina con NDELA (N-nitrosodietanolamina) durante su procesamiento. Esta contaminación es el resultado del contacto del SLS con una variedad de sustancias químicas, como el TEA (trietanolamina), que es un ingrediente utilizado comúnmente como detergente en los champús.

No debemos olvidar que estos agentes químicos no son jabón, sino potentes detergentes tensioactivos, que no son naturales para la piel porque la atacan y agreden hasta que terminan con su manto ácido. Y tragarse estos detergentes presentes en la pasta de dientes es sin duda lo peor que podemos hacer para nuestra salud. Yo evito también el SLS en todos los productos de mi cuarto de baño, y en general toda la química industrial, pero reconozco que cuesta mucho cambiar la mentalidad de familiares y amigos acostumbrados a ellos. La mayoría de las personas no comprenden el daño que se hacen a sí mismas y al medio ambiente comprándolos. Por eso, os recomiendo que empecéis a usar simple jabón natural (jabón de Castilla, jabón de Alepo, jabón de Argán...) tanto para lavar vuestra piel como el pelo. Usa un jabón natural, bien curado, sin aditivos y con un correcto pH (8-9 aprox.), y usa otra pastilla también para lavar tus dientes.

Otros tóxicos de las pastas dentales y colutorios

La mucosa oral o cara interna de la boca absorbe el 90% de lo que toca, de ahí el riesgo de introducir en ella productos peligrosos como colutorios y pastas dentales, que están cargadas de agentes químicos los cuales pueden producir interacciones perniciosas y acumulativas.

Cepillarse cada día, tres veces, a lo largo de la vida supone hacerlo unas 80.000 veces en la vida, por lo que los efectos tóxicos acumulativos a medio y largo plazo nadie los puede prever. El sentido común, una vez vistas las etiquetas, nos dice que el peligro es obvio y, de hecho, hasta la propia etiqueta nos lo advierte. El informe de una asociación medioambiental norteamericana denominada Cornucopia, titulado: *Detrás de una brillante sonrisa: ingredientes tóxicos en tu pasta dental,* expone los numerosos riesgos asociados que conlleva el uso de estos agentes químicos en la boca. Desde trastornos endocrinos, —imposibles de achacar después al uso de pasta dental— hasta procesos inflamatorios diversos en el organismo, e incluso peor: cáncer. Todas las marcas de pastas dentales contienen algunos de estos ingredientes peligrosos, incluidas las «naturales». Así que todas son perniciosas.

La Unión Europea ha prohibido más de 1.300 ingredientes químicos que no pueden ser utilizados en cosméticos, por algo será. Pero en EE. UU. de ellos solo han prohibido once. Con el tratado de libre comercio (TTIP), se puede llegar a saltar esta norma y los productos estadounidenses invadirán Europa con su bajo coste y su peor calidad. El problema no es solo el flúor, sino toda la batería sintético-química de la que se componen las pastas dentales. Dice el informe de la asociación Cornucopia: «*A menudo, las pastas dentales dirigidas específicamente a los niños contienen colorantes artificiales (colorantes alimenticios), que están asociados con la hiperactividad y problemas en el comportamiento relacionados con los niños. Algunos de estos ingredientes también plantean un riesgo de cáncer y reacciones alérgicas*».

Veamos algunos ingredientes que forman parte de las pastas dentales:

ANTIMICROBIANOS O ANTIPLACA: Clohexidina, citrato de zinc, triclosán, amiloglucosidasa, fluoruro de sodio, cloruro de cetipiridino, fosfato trisódico… son agentes químicos venenosos no solo para los microbios sino también para las personas. El modo de desalojar las bacterias es limpiar el terreno o sustrato donde anidan (con jabón), y no matarlas con matarratas como son el flúor o estos otros. Usar estos agentes en la boca es causa de afecciones bucales posteriores de todo tipo.

COMPUESTOS ETOXILADOS O POLIETILENGLICOLES (PEG-XX): Son químicos sintéticos creados utilizando óxido de etileno. Son cancerígenos en la medida en que estén presentes ya que contienen la dioxina denominada 1,4-dioxano que es un conocido cancerígeno. En un estudio realizado por Campaign for Safe Cosmetics se encontró 1,4-dioxano en 32 de los 48 productos analizados.

Si ves una etiqueta en la que ponga como ingrediente PEG (Poli-Etilen-Glicol) ya sabes que estarás frente a un veneno de este tipo. Normalmente va seguido de un número que es la referencia al número veces con que ha sido tratado, por ejemplo, PEG-32 es un polietilenglicol que ha sido tratado 32 veces con etileno. Cuanto más alto el numerito, peor, por contener más etileno. Otras dos formas de identificar los productos que llevan encima tratamientos de etileno son la utilización del sufijo «et» (por ejemplo, Cetearet-40 y Sodium Lauret Sulfato) y también nombrar productos seguidos de un guion y un número.

CONSERVANTES (BENZOATO DE SODIO Y PARABENOS):
• **Benzoato sódico:** aditivo alimentario cancerígeno, que es conservante y se usa para que el producto no caduque antes de tiempo. Mata levaduras bacterias y hongos, pero solo es útil en medios ácidos, por lo que se usa también en conservas ácidas con vinagre, bebidas carbonatadas, zumos de frutas, salsas…
El problema viene al mezclar benzoato de sodio con ácido cítrico (vitamina C) o con tocoferol (vitamina E) pues se forma benzeno que es cancerígeno. A pesar de que este peligro se conoce, ambos productos suelen ir unidos en zumos de frutas, etc. Un estudio publicado en *The Lancet* demostraba que los niños que consumían ambos productos tenían problemas de hiperactividad.
• **Parabenos:** Los parabenos son un tipo de conservantes que en el organismo actúan como disruptores endocrinos, es decir, alteran nuestro complejo sistema hormonal. Son de varios tipos, pero todos terminan con ese nombre: *paraben*.

Los parabenos más usuales son metilparabeno (methylparaben E-218), etilparabeno (ethylparaben E-214), propilparabeno (propylparaben E-216) y butilparabeno (butylparaben). Son compuestos y sales derivadas del para-hidroxi-benzoato, y son usados como conservantes por sus propiedades bactericidas y fungicidas. Son ampliamente utilizados en la conservación de alimentos desde 1930, especialmente en los alimentos que han sido cocinados o precocinados (carnes, conservas vegetales, repostería, salsas, como relleno de pasteles, en refrescos, zumos, ensaladas, jaleas, cerveza...). Y como son unos ingredientes químicos de bajo costo son utilizados habitualmente también por la industrias cosmética y farmacéutica, por lo que aparecen (cada vez menos) en todo tipo de productos como pastas dentales, medicamentos, bronceadores, cremas hidratantes, gel de baño, gel de afeitado, champú...

Todos los parabenos usados comercialmente son producidos de forma sintética. Han sido considerados inocuos por su perfil de baja toxicidad y su largo historial de uso, por lo que las autoridades defienden su uso, exactamente igual como antes defendieron el tabaco, el amianto y todo aquello que les interesaba a los poderes económicos. Debes comprender que las autoridades nunca van delante de las necesidades de la gente, sino siempre detrás, y normalmente después de graves accidentes o intoxicaciones cambian la legislación.

Un estudio de 2004 halló relación entre el uso de parabenos y el cáncer de pecho, aunque la Sociedad Americana de Cáncer (American Cancer Society) concluyó que no existía ninguna evidencia científica de que el uso de cosméticos como desodorantes incrementase el riesgo individual de desarrollar cáncer de mama. Ya ves... pero finalmente, la autora, la bióloga molecular Philippa Darbre, de la Universidad de Reading, afirmó que el tipo de ésteres de parabenos encontrados en los tumores de mama indicaba que procedían de su aplicación a través de la piel por el uso de desodorantes, cremas o *espray* en la axila. Dada la controversia ocasionada y gracias a la existencia de una mayor capacidad informativa de internet para los consumidores, ya no somos meros espectadores de lo que nos venden, sino que actuamos en red contra determinados abusos industriales.

La cadena Eroski —dando ejemplo— ha retirado de la venta todos los productos que contengan triclosán y parabenos, propiciando en su lugar el uso de otros conservantes seguros como el ácido ascórbico. Por algo será. Muchos clientes están aprendiendo —gracias a la publicidad que incide en la «ausencia de parabenos»— los peligros que estos entrañan.

• **Blanqueantes**: Peróxido de hidrógeno, peróxido de carbamida, carbonato de sodio o el bicarbonato sódico… todos son utilizados en pastas dentales para blanquear el esmalte. El dióxido de titanio incluso se usa para dar color blanco a los dientes y también a la propia pasta dental.

• **Colorantes**: Las pastas dentales contienen aditivos colorantes elaborados con sales metálicas como aluminio, calcio, zirconio, bario… que son insolubles. También contienen contaminantes químicos sintéticos y metales pesados como mercurio, arsénico o plomo. El dióxido de titanio es el encargado principal de conferir el color blanco no solo a los dentífricos, sino a casi todos los productos de higiene y cosmética. Su toxicidad es baja, pero existe, y además es acumulativa. El dióxido de titanio sirve también para dar cierto color blanco a los dientes, por un breve espacio de tiempo, en pastas blanqueadoras pero que es más bien una ilusión porque pronto los dientes recuperan su color habitual. Para tener dientes blancos hay que blanquearlos por dentro, haciendo más pura y limpia la dentina, para que se vea así a través del esmalte que es transparente.

• **Agentes saborizantes:** Además de los colorantes para mejorar su aspecto externo, a las pastas dentales se añaden edulcorantes artificiales para mejorar el mal sabor del detergente que contienen como es el SLS. Sacarina sódica, sucralosa, xilitol y aspartamo… son edulcorantes, todos ellos utilizados para enmascarar y restar el mal sabor original de las pastas químicas dentales.

• **El aspartamo** le da sabor dulce, pero a cuenta de causarnos daños terribles, incluso agujeros en el tejido cerebral (cerebro espongiforme o enfermedad de las vacas locas). El aspartamo se convierte en el organismo en alcohol de madera, que es tóxico, y en formaldehido, que es un agente cancerígeno de primera magnitud porque no puede ser eliminado del cuerpo mediante el filtrado renal y hepático. Se lo ha relacionado con cáncer, obesidad, tumores cerebrales y defectos congénitos de nacimiento. Muchos conservantes utilizados en las pastas dentales liberan también formaldehido, y se los ha relacionado además del cáncer con reacciones alérgicas.

• **La sacarina** (E954) es otro producto sintético, de hecho es uno de los edulcorantes más antiguos (1879) y actualmente se obtiene de la síntesis química del tolueno y otros derivados del petróleo. Se usa en forma de sal sódica porque así es más soluble en agua y deja un regusto amargo que se enmascara con otras sustancias añadidas. Este producto petrolífero se usa en productos ¡dietéticos, refrescos, yogures edulcorados!... Ya en los 70 se demostró que altas dosis de sacarina inducían el cáncer de vejiga en ratas. Cuidaos y manteos lejos de ella.

Algunas pastas dentales además también añaden sabores de plantas como menta, hierbabuena, canela, vainilla o frutas. Lo malo es que son derivados sintéticos y que no tienen nada que ver con los aceites esenciales originales que dicen representar. Otros usan los saborizantes habituales de los chicles, con sabores diversos. Quizá el único recomendado de todos ellos sea el xilitol, pero aún está en disputa por sus propiedades a nivel oral e intestinal. Luego hablaré de él.

• **Agentes desensibilizantes**: La pérdida de esmaltado deja al descubierto zonas sensibles. Para tratar la hipersensibilidad las pastas pueden incluir agentes químicos como son el nitrato de potasio, citrato de potasio y el cloruro de estroncio. No solucionan nada e intoxican. La solución para no tener dientes sensibles es recuperar el esmalte perdido.

• **Agentes espesantes:** Son gomas y resinas procedentes de algas marinas y xantano para darle viscosidad y hacerla más pastosa (*Celullose gum*).

• **Carbómero**: Es un polímero de ácido acrílico (un plástico), que en estado puro es un líquido incoloro y corrosivo obtenido a partir de la refinación del petróleo, concretamente del propileno. Se usa como espesante o gelificante para dar textura y homogeneidad a la mezcla química que compone las pastas dentales, con el fin de que no se separen sus ingredientes y tengan la consistencia típica. Es un medio de transporte efectivo para dispersar fármacos y como tal se usa en medicina. Pero como es muy ácido hay que combinarlo con sustancias alcalinas que lo neutralicen, normalmente EDTA.

• **Carragenina**: Es un espesante obtenido de unas algas rojas que los estudios durante dos décadas han demostrado que produce inflamación intestinal y se sospecha que tiene actividad cancerígena, incluso a pequeñas dosis. Y produce también trastornos en la generación de insulina, volviéndonos intolerantes a la glucosa. Dice el informe Cornucopia: «*La carragenina de bajo peso molecular, conocida como poligeenan, está clasificada por la Agencia Internacional para la Investigación del Cáncer como un «posible cancerígeno humano» (del Grupo 2B). Aunque el poligeenan tiene propiedades inflamatorias y cancerígenas bien documentadas, se piensa que la carragenina de grado alimenticio tiene un gran peso molecular y es segura para comer*».

Pero una investigación de la Universidad de Iowa, dirigida por Joanne

k. Tobacman, demostró que la carragenina causa cáncer en animales de laboratorio, por lo cual se pidió reconsiderar su uso en humanos como aditivo alimentario. Esta alga se usa como engrosador o texturizador por su capacidad de hidratación y espesamiento, pero como he dicho afecta al intestino, formando úlceras y tumores cancerosos, tal como demostró esta investigadora después de revisar 45 estudios distintos sobre el efecto de la carragenina en animales. Por eso en 1972 se limitó su uso por ley, pero las presiones de las corporaciones alimentarias volvieron a conseguir su aprobación de nuevo en 1979.

Lástima que el sistema parezca ir contra los consumidores, a pesar de que como dice Tobacman: «Las personas necesitan estar informadas sobre los riesgos potenciales que se asocian con el consumo de carragenina con base en estudios con animales». Las autoridades no nos protegen, como se demuestra una y otra vez, por lo que debemos poner más atención y procurarnos nosotros nuestras propias garantías de seguridad en materia de salud.

• **Abrasivos:** Sirven para arrastrar y remover restos y manchas superficiales. Algunas pastas usan estos agentes abrasivos como el sílice, presente en la arena, que es una sustancia abrasiva capaz de dañar encías y esmalte, al igual que el yeso (sulfato cálcico). Ambos se utilizan para frotar sobre los dientes y limpiarlos por abrasión, lo que termina dañando el esmalte si se desconoce el efecto pernicioso. O también el carbonato cálcico, procedente de conchas marinas o de cáscaras de huevo.

• **Antisarro:** Actúan sobre la composición de la saliva para evitar la formación de sarro o tártaro (amer.), y son el pirofosfato tetrasódico, por ejemplo, que elimina el calcio y el magnesio de la saliva cuando son precisamente estos dos minerales los que tienen que nutrir el diente. El sarro se quita perfectamente con el cepillado a base de agua y jabón natural, y llevando una dieta más alcalina y rica en agua, y por supuesto, abandonando la pasta de dientes que lo hace precipitar.

• **Humectantes**: Glicerina/glicerol, glicerinaglicol, propilenglicol, sorbitol… Se usan para mantener húmedo el producto de tal modo que no se seque, pues actúan impidiendo la pérdida de agua.

• **Glicerinaglicol**: se encuentra en los anticongelantes de los coches y se usa para evitar que se seque la pasta de dientes porque retiene el agua de tal modo que se mantenga húmeda.

• **Propilenglicol:** es un aceite mineral que se halla normalmente en los anticongelantes, las pinturas y los esmaltes industriales, pero el de grado farmacéutico se utiliza como agente surfactante y humectante. Los estudios lo han relacionado irritación cutánea, ocular y pulmonar, además de toxicidad en los órganos. Es un agente transportador de otras sustancias químicas aún peores que él. Dice el informe Cornucopia: «El propilenglicol tiene una toxicidad limitada pero penetra fácilmente la piel y mucosa bucal, y funciona como un potenciador de la penetración, lo que facilita la absorción de otros ingredientes. Lo mejor es evitar las pastas dentales que contengan este ingrediente».

• **Etanol:** Es uno de los ingredientes principales de los colutorios a pesar de que se sabe que produce cáncer de boca, ya que es un disolvente también derivado del petróleo que reseca e irrita la mucosa oral. Hay cada año más de 36.000 casos de cáncer causados por etanol, según reveló un estudio en 2008 publicado en la revista *Australian Dental Journal.*

• **Aglutinantes**: Ayudan a mantener activos todos los ingredientes, sin que se mezclen entre sí a pesar de estar todos unidos en la crema. Son la carragenina, salicilato de magnesio/ aluminio.

• **Transgénicos:** Glicerina obtenida de aceite de soja transgénica; goma de xantano, obtenida de la fermentación microbiana del azúcar transgénico; citratos y ácido cítrico, obtenido de fermentar azúcar de maíz transgénico o remolacha transgénica; sorbitol, alcohol obtenido de la fermentación de maíz transgénico; lecitina, obtenida de soja transgénica...

• **Otros ingredientes** utilizados son irritantes y nauseosos como el ya citado formaldehído (formol), que es tóxico para el cerebro. Entre ellos:

• **Parafinas:** Que se usan para dar consistencia a las pastas dentales y que son un tóxico mineral derivado del petróleo, totalmente inorgánico y peligroso por vía interna. El consumo de parafina puede provocar náuseas, vómitos y estreñimiento.

• **Dietinolamina (DEA):** Es un espumante que actúa como disruptor endocrino y se ha relacionado con cáncer de estómago, esófago, hepático y de vejiga. Es altamente tóxico y la Agencia de Protección Ambiental de California lo ha designado como posible cancerígeno humano.

• **Microperlas:** Son pequeñas bolitas de plástico que se añaden a las pastas dentales (con microperlas) como fórmula de arrastre y limpieza, pero también a los limpiadores faciales, jabones líquidos, etc. El problema es que las perlitas se eliminan por el desagüe y van a las aguas residuales, donde se impregnan de tóxicos mientras pasan al medio ambiente. Una vez allí, como son microesferas, los peces se las comen y de este modo vuelven al circuito humano tras ser pescados. En 2014 los dentistas e higienistas alzaron la voz de alarma frente a estas microperlas usadas en las pastas dentífricas porque quedaban atrapadas entre los dientes y encías de sus clientes, promoviendo la gingivitis y enfermedad periodontal.

• **Fosfato trisódico (TSP) E339:** Es un agente de limpieza, desengrasante, surfactante, emulsionante, quitamanchas y ¡aditivo para comidas! Es blanco, granular y con alto poder alcalinizante (pH 12). Se usa como lavavajillas, en jabones y detergentes pero al salir al medio ambiente promueve las algas en lagos y ríos. Afecta al hígado (el gran filtro) y a los tejidos pudiendo provocar sangrado de encías y tumores.

• **Carbonato de calcio:** Es un limpiador abrasivo que se utiliza supuestamente para recalcificar el diente desde el exterior, una función que solo la saliva es capaz de realizar, y no así los minerales inorgánicos externos. Se obtiene de la piedra caliza, la tiza, las conchas marinas o las cáscaras de huevo. En todo caso, solo el calcio de estos últimos podría ser útil por vía externa, pero falta demostrar aún su efectividad, aunque hay gente en la red que menciona utilizarlo así. Yo lo dudo. El calcio debe ser orgánico y entrar por vía sistema (alimenticia) y desde la sangre alimentar la dentina y desde la saliva el esmalte.

■ Mercurio en la boca, un peligro para el sistema nervioso

Las amalgamas dentales se usan para sellar endodoncias o reconstrucciones de los dientes y molares tras excavarlos para matar el nervio. Están compuestas de varios metales en aleación, con un mineral principal que es el mercurio, normalmente en un 50%. El restante 50% lo componen diversos metales como plata, estaño, zinc y cobre.

Este sellado de las trepanaciones dentales con mercurio está pasado de moda afortunadamente pero, sin embargo, bastantes dentistas no reciclados lo usan aún en España, aduciendo como excusa que son más duraderos. Niegan la evidencia y es obvio que no quieren enterarse de los peligros para el sistema nervioso que conlleva la constante liberación del mercurio a la sangre. Con los alimentos muy calientes, la liberación de mercurio es mayor todavía, saliendo como una especie de vapor supertóxico, el cual irá en busca del tejido nervioso para depositarse.

Los dentistas llevan 200 años poniendo amalgamas de mercurio en las dentaduras de sus clientes, y eso se hace notar en el lento abandono por su parte de una técnica que dominan y que les ha sido muy rentable, pero el problema es que el mercurio es un veneno incluso a dosis mínimas. ¿Por qué se permite que se use un tóxico de este calibre en nuestras bocas? Porque es una amalgama barata y que «sella bien», al revés que el oro, que es una amalgama muy cara que se usaba inicialmente. El pernicioso mercurio tiene la propiedad de sellar bien a baja temperatura porque solidifica rápidamente.

En gran parte de Europa están ya prohibidos los empastes de mercurio, sin embargo, en España aún no. Hay personas que tienen múltiples empastes de mercurio en su boca, y realmente están a las puertas del infierno dada su potencial toxicidad. Deben hacérselos retirar por un dentista holístico cuanto antes, y quizá así sus males empiecen a remitir por vez primera. Conozco casos al respecto, con mejorías espectaculares por el solo hecho de retirar las amalgamas de mercurio. Esto no es algo baladí, y debe hacerse con sumo cuidado y con una total aspiración de los residuos extraídos. Es decir, hay que poner más cuidado del habitual en el proceso de aspiración que realizan los dentistas en la boca, por eso recomiendo ir a dentistas especialistas en retirar amalgamas metálicas.

Hoy en día, se utilizan múltiples de aleaciones distintas de metales para sellar la boca junto al mercurio, como son el níquel, cromo, cobalto, galio, iridio, paladio, platino... Hay también amalgamas de plata o de oro, pero no duran más tiempo y pueden quebrar el diente según los expertos. Las obturaciones a base de resinas compuestas o *composites* son la última invención y no se salvan pues son cementos que pueden contener BPA (bisfenol A) y algunos incluso liberan constantemente flúor. En todo caso, cuanto más flúor liberen peor para la salud.

Además, todas estas amalgamas también encojen o se dilatan, en función de las temperaturas. Esto supone que en las grietas o intersticios resultantes puede acumularse contaminación microscópica procedente de alimentos y que serán pasto de bacterias. Cuando se introducen alimentos muy calientes o muy fríos en la boca, el diente se modifica. Los dientes presentan un coeficiente de dilatación térmica que no coincide con el de las distintas obturaciones o materiales de los sellados, esto provoca microfisuras y riesgo de agrietamiento dental por la distinta capacidad de dilatación y encogimiento. Esto aumenta también la presencia de las bacterias de la caries en las grietas interdentales, prácticamente invisibles al ojo humano, pero suficientes para la actividad bacteriana.

Por todo esto, lo mejor es cuidar el esmalte dental para que no se produzcan cavidades en él, y si ya existen debes lavar todos los días con agua y jabón a fondo las piezas afectadas con el fin de que no acumulen restos alimenticios ellos, y poco a poco la saliva pueda ir regenerando su capa de esmalte. Si hay que sellarlo se recomienda utilizar el material menos tóxico posible, si es que hay alguno. Las carillas dentales, tan de moda, también afectan al diente y la dentina, pues para adherirlas se requiere pulir más de la mitad de la capa de esmalte. En todo caso consulta con tu dentista el tipo de cemento o intervención que te va a administrar, por lo que recomendamos un profesional holístico de los que empiezan a aparecer en nuestras ciudades. Si decides incorporar metales a tu boca, es recomendable que hagas primero el test MELISA sobre alergia a metales[31]. Existen videos en internet que muestran la liberación de vapores de mercurio en amalgamas a partir de cierta temperatura de los alimentos. Ver referencias al final del libro. Es manifiesta la toxicidad de las amalgamas de mercurio, plata, níquel que se

---

31. Es recomendable que se lo hagas primero también a tus hijos si vas a vacunarlos, no sea que tengan una potencial y mortal alergia a los componentes de las vacunas, pues usan metales como estabilizantes como el aluminio, que son causa de numerosos casos de autismo y de muerte súbita entre otras patologías.

utilizan para sellar los dientes y muelas. De hecho, el Instituto Federal de Medicamentos de Alemania afirma que «la amalgama contribuye censurablemente a la contaminación del hombre». Por eso, muchos países europeos ya las han prohibido. También hay ejemplos de estudios con casos de pacientes que se recuperaron de enfermedades incurables después de haberles retirado sus amalgamas de la boca.

Desde 1978, la Asociación Dental Holística Americana ha estado proporcionando apoyo y orientación a los profesionales de la odontología holística y alternativa, dedicándose también a informar al público de los beneficios de la odontología integral para su salud y bienestar. Su objetivo es proporcionar información y orientación a las personas que deseen participar en su propio cuidado de la salud y para ayudar en la formación continuada de los profesionales que tienen el deseo de ampliar su conocimiento y conciencia.

Aunque aún en España se permite usar en los sellados amalgamas de mercurio y otros metales, cada vez se cuestiona más su uso. El Centro de Odontología Biológica Alba, de Tarragona, es muy claro y valiente al respecto, y por eso lo cito aquí, señalando en su página web que: «*las personas con amalgamas tienen al menos dos veces más vapor de mercurio en la boca, el doble de mercurio en sangre, de tres a seis veces más en la orina, por lo menos seis veces más en los riñones, y el doble de la cantidad de mercurio en el cerebro y otras partes del cuerpo que las personas sin amalgamas*». Si estás interesado te recomiendo leerte a fondo la web: www.mercuriados.org, y al final de este libro en las referencias de internet, encontrarás varias direcciones de asociaciones pro salud dental natural, que pueden interesarte para obtener información de cara a retirar tus amalgamas dentales.

Ten cuidado también con los productos cosméticos, cremas y barras de labios. La Dra. Elizabeth Ayoub, médica biomolecular, alertó sobre las barras de labios porque muchas de ellas –si no todas- contienen plomo, que es una sustancia muy tóxica y cancerígena. Prácticamente todas las marcas reconocidas de lápices de labios contienen plomo, que terminará en la sangre de quienes las usan. El plomo en las barras de labios puede proceder de dos fuentes: colorantes, o bien de derivados de otros ingredientes obtenidos a partir del *petrolato*: el aceite mineral y la parafina. Cuanto mayor el contenido de plomo de la barra labial, mayor es el riesgo de padecer cáncer de labios, puesto que el plomo les otorga una capacidad de fijación mayor. Si tu barra de labios se fija más tiempo en ellos, eso es debido a su alto nivel de plomo. Por tanto, siento comunicarte que si te pintas los labios estás envenenándote cada vez que lo haces con plomo, por lo que te animo a que testes primero si la barra contiene metales pesados.

Para saber si contiene plomo tu pintura labial pinta una raya en la mano y luego pasa un anillo de oro por encima de la pintada, frotándolo constantemente. Si su color cambia a gris es porque el pintalabios contiene plomo. Con la mayoría de los pintalabios comerciales estás alterando tu sistema nervioso, siendo el resultado de esta afinidad por el sistema nervioso de los metales tóxicos como el plomo: el Parkinson, ELA, esclerosis múltiple, Alzheimer...

■ ¿El resultado final? Caries, gingivitis, sarro, piorrea, halitosis, etc.

«Usted debe mantener una buena higiene dental, o la enfermedad periodontal aparecerá». Estoy aburrido de oír esto a los dentistas sin que nunca nos aclaren exactamente qué significa «una buena higiene dental», pues por más que uno haga, ésta nunca parece suficiente. Es como si pretendieran culpabilizarnos de la supuesta falta de higiene, cuando lo único que hemos hecho siempre es seguir a pies juntillas sus exordios, y cepillarnos a fondo, tres o más veces al día con abundante pasta dental. Todo para comprobar finalmente que nuestra dentadura empeora sin cesar.

Pero, ¿en qué consiste una buena higiene dental?, ¿alguien puede explicármelo?, ¿en ir todos los meses al dentista acaso?, ¿cómo se mantiene una buena higiene, cuando ya te cepillas continuamente?, ¿usando seda dental?, ¿usando cepillo eléctrico? ¿Y si ya los usas? Usando un irrigador —te dirán. Pero, ¿y si ya lo usas también? Ah, bueno, entonces es la calidad de tus dientes, es una cuestión «*genética*». Y eso, ya no se lo podrás rebatir, serás reo de los argumentos del dentista...

Pero ¡algo no encaja en todo este planteamiento! La peor para la salud dental es precisamente convertirte en un seguidor de la doctrina odontológica. Ya sabemos por qué: flúor, glicerina, triclosán, SLS, mercurio, etc. El secreto de una buena higiene dental consiste únicamente en enjuagarse los ácidos de los alimentos cuanto antes, y disponer de saliva alcalina que los neutralice para que regenere el diente. Esto se consigue lavando los dientes con agua y jabón tras las comidas, así como practicar enjuagues de aceite de coco conocidos como Oil Pulling. Esto es buena higiene dental, y no lo que nos han contado.

Cuando los ácidos destruyen el esmalte liberan también el camino a las bacterias para establecerse en ellos, en las cavidades que dejan. El diente aumenta su sensibilidad cuando la capa del esmalte no lo protege ya suficientemente, y este se queja con las sustancias dulces, el calor y, sobre todo, el frío. La sensibilidad es un aviso de alerta del sistema dentario. ¡Te estás quedando sin esmalte!

Una vez atravesada esta barrera del esmalte, las bacterias tendrán libre acceso a la blanda dentina, e incluso a la pulpa. Una vez alcanzado este lugar, la sensibilidad pasa a ser dolor de muelas, continuo y punzante, especialmente cuando llega al nervio. Además, toda la zona se puede infectar y extenderse por el territorio cercano a la encía (flemón). Entonces el diente está ya pudriéndose entero.

Si vas al dentista, este se llevará las manos al cielo. «¿Cómo has tardado tanto en *acudir?*» —te dirá. Y tendrá razón... Ese episodio es tan solo la primera fase del proceso de **enculpamiento** del paciente, algo muy habitual en el medio. Las culpas nadie las quiere, pero hay que atribuírselas a alguien o a algo, cuando en realidad la culpa fue de nuestra ignorancia con respecto a la salud dental verdadera.

Pero esa situación se ha acabado. Hay una solución y la tienes en tus manos. La solución es fácil, aunque nadie nos la enseñó antes como este libro sí hace. Una buena higiene dental NATURAL es lo que modificará el estado de tu dentadura, y consiste en prevenir y enjuagar los ácidos alimentarios, con lavado dental con agua y jabón natural después de comer. Esa y no otra es la solución para la prevención de todos estos males dentales.

El resultado final de un mal cuidado de nuestra salud dental es diverso: gingivitis, placa dental y sarro, flemones, caries, periodontitis...Vamos a verlas todas ahora, pero conozcamos un poco antes las distintas partes del diente:

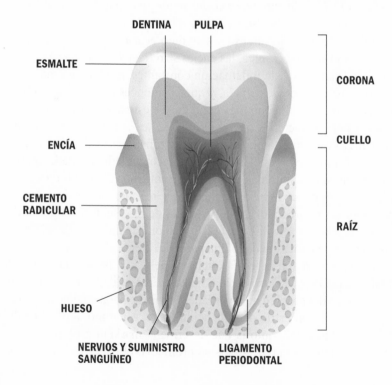

• **El esmalte dental.** Es un tejido blanco y duro que cubre la superficie de la corona del diente. Está compuesto por un 96% de cristales de hidroxiapatita, un 2% de materia orgánica y un 2% de agua.

• **La dentina.** Es un tejido duro y con cierta elasticidad, pero más blando que el esmalte. Es de color blanco amarillento, no vascularizado, que está situado inmediatamente por debajo del esmalte. Está compuesta por un 70 % de cristales de hidroxiapatita, un 18% de materia orgánica (proteínas colágenas, responsables de la elasticidad) y un 12% de agua.

• **El cemento radicular.** Es un tejido duro, parecido al hueso, que rodea la superficie externa de la raíz. Está en íntimo contacto con unas fibras llamadas ligamento periodontal, que unen este tejido al hueso. En el adulto está compuesto por un 45-50% de fosfatos de calcio, un 50-55% de material orgánico (colágeno y mucopolisacáridos) y agua.

• **La pulpa dentaria.** Es un tejido suave que contiene vasos sanguíneos (arteria y vena) que conducen la sangre hacia el diente y fibras nerviosas que le otorgan sensibilidad.

GINGIVITIS: es la inflamación del tejido que rodea al diente —la encía— sobre el que este se asienta y que lo soporta, y cursa con engrosamiento, color rojo intenso y sangrado ocasional de las encías. Si esta situación se hace crónica, las encías se retraen (retiran hacia arriba) a causa del sangrado y la inflamación constantes. El cemento radicular es lo que une el diente a la encía, y queda entonces expuesto a la vista; este cemento que es mucho más débil que es esmalte, siendo más fácil de atacar por las bacterias que el duro esmalte. Los dientes estarán en serio peligro y además también aparecerán zonas de sensibilidad dental.

La retracción de las encías suele a aparecer a mediana edad, a partir de los 40 años. Los síntomas de retracción son unos dientes progresivamente más largos, con encías inflamadas y rojizas, úlceras bucales de repetición, sarro alrededor de la parte alta de los dientes, sangrado de encías al cepillarse, sensibilidad al frío y calor, a lo dulce, a los ácidos… Es por causa de haber quedado una parte del diente al descubierto.

La gingivitis según la teoría oficial se debe a la presencia de placa dental o depósitos de sarro en los dientes. En realidad eso es tan solo una parte más del problema, la verdadera causa se halla en una boca con un pH ácido por un estilo de vida acidificante, así como la práctica de una higiene bucal tal como la que describe el marketing farmacéutico oficial. Es decir, que la gingivitis se promueve el hacer uso de pastas dentales y colutorios, productos tóxicos e irritantes que actúan siempre negativamente sobre el estado de nuestras encías y boca. El flúor es un tóxico muy irritante para las encías, y las perjudica notablemente, mientras lo uses la encía no mejorará. Por eso, cuanto más tiempo uses pasta dental peor para tus encías. También el uso de un cepillo con cerdas duras, que desgarran un tejido bucal ya debilitado por las pastas dentales promueve la gingivitis. Al cepillar unas encías que están inflamadas y doloridas éstas sangran fácilmente, debido a su estado crónico de debilidad por lo que poco a poco se van retrayendo y retirando hacia arriba. Por eso, el cepillado suave de los dientes debe ir siempre unido a un cuidado y fortalecimiento de las encías, lo cual pasa por abandonar las pastas y colutorios dentales que atacan la mucosa.

Para tener una buena salud en las encías simplemente hay que abandonar los dentífricos y colutorios como medida principal, para siempre. Debemos realizar un buen masticado a fondo de los alimentos, y después lavar los dientes cada día con un cepillo suave, con agua y poco de jabón dental, esperando a que dejen de estar inflamadas. Lo sabrás porque dejarán de estar rojizas y serán de tono rosa pálido. Tened mucho cuidado con no utilizar cepillos duros, al menos mientras las encías estén aún débiles e inflamadas o sangrantes. También puedes usar agua con sal (salmuera) para ayudar a desinflamarlas, como describo más adelante y lavados ocasionales con tisanas tibias de plantas desinflamatorias como la malva, apio, caléndula, manzanilla, etc. Pero si eliminas la constante agresión del flúor, las encías tenderán a mejorar por sí solas. Para fortalecer las encías véase el apartado correspondiente en este libro.

Puedes usar un irrigador dental que pulverice suavemente agua sobre las mismas para estimular el riego sanguíneo hasta su regeneración, pero debes seguir las soluciones naturales que te propongo y no usar más las pastas dentales. La gingivitis es parte de un estado crónico de afectación bucal, en gran medida generado por el uso de dentífricos que impiden la remoción o eliminación de bacterias, y cuyos componentes las irritan. Dejando a un lado las pastas dentales, cuidando la alimentación, usando jabón dental y practicando cada día Oil Pulling, la gingivitis desaparecerá progresivamente. La calidad de nuestra sangre influye mucho también, así como la alimentación de que hagamos uso, conteniendo enzimas, vitaminas como la C, minerales, etc... Muchas personas padecen gingivitis sin ni siquiera saberlo, porque inicialmente no produce dolor pero esta patología es el primer síntoma de que las cosas van de mal en peor en tu boca. Si te sangran las encías, sus capilares serán como una puerta abierta para las bacterias de la boca hacia el interior de tu organismo.

Si son los químicos presentes en las pastas dentales los ingredientes que atacan el tejido gingival, ¿cómo es posible que nadie lo exponga? Porque los intereses económicos mandan más, utilizando campañas publicitarias multimillonarias al respecto, mientras que estos datos no salen a la luz pública salvo en forma muy minoritaria. Afortunadamente, internet está también cambiando esto. El flúor rompe los tejidos que rodean a los dientes porque en realidad corroe todos los tejidos que toca, y es sin duda el primer responsable de las gingivitis y de la desconexión del tejido con el diente, aunque haya otros ingredientes más también que la promueven como son el alcohol de los colutorios, el SLS, el triclosán... Señala el Dr. Judd que el flúor ataca la estructura proteica de las células de las encías, lo cual es un efecto secundario de su uso anticaries. En cambio, la vitamina C restaura este tejido entre dientes y encías, por lo que Judd recomienda suplementos diarios de esta vitamina, especialmente a través de una buena alimentación. La C es una vitamina antibacteriana y promueve también la renovación de los tejidos y mucosas.

Otras causas de la gingivitis aparte del cepillado agresivo, son el tabaquismo, el déficit nutricional, la falta de saliva por baja hidratación, la piorrea, la mala higiene dental que da lugar a placa dental, uso de ortodoncias, el bruxismo… Si no prevenimos a tiempo la gingivitis, terminaremos por padecer enfermedad periodontal, la cual se ha relacionado incluso con eventos cardiovasculares[32]. Observa tus encías atentamente y si las notas de color rojo intenso o ligeramente inflamadas cambia cuanto antes tu estilo de higiene dental, y procura darle una higiene como la que aquí promovemos. Verás cómo poco a poco se modifica su estado para bien.

PLACA DENTAL Y SARRO: La placa y el sarro son cosas diferentes, siendo el uno la evolución de la otra. La placa es un residuo procedente de la saliva, bacterias, alimentos y mucosidad que se va acumulando en zonas bajas y cara interna de los dientes, y que se endurece y colorea con el tiempo, formando una gran capa que pasa a ser conocida como *sarro*.

Los cálculos de sarro amarillento se van acumulando sobre el esmalte de la dentadura, afectando después a las encías y produciendo la enfermedad periodontal o «alrededor de los dientes». La enfermedad perio-

---

32. https://www.ncbi.nlm.nih.gov/pmc/articles/PMC4300240/.

dontal es conocida como «piorrea». Es debida a que la placa y el sarro se depositan alrededor de la encía y la van retrayendo poco a poco, hasta que el diente se mueve solo y cae. Por esa razón, la piorrea va dejando a la vista la raíz de los dientes y haciéndolos -en apariencia- más grandes a la vista hasta que caen. La placa se forma tras cada comida y cuando no se elimina se endurece formando una placa cada vez más dura y amarillenta. Este sarro ya no es tan fácil de sacar como la placa dental, la cual se elimina con un buen cepillado, especialmente cuando usamos sustancias naturales como el jabón dental, por lo que deberás ir al dentista a sacarlo mediante limpiezas dentales. Las bacterias viven sobre esta placa dental y muy especialmente en el sarro, siendo crucial eliminarlo para dejar respirar y nutrirse al diente. Es un foco microbiano importante que debemos limpiar cada día y lo mejor para eso es el jabón dental. Si no, el dentista nos arrancará mecánicamente esta costra dura que forma el sarro.

El sarro depende de la dieta, del estado de hidratación orgánico, de la masticación... pero también su aparición depende del uso continuado de pastas dentales. **Los dentífricos promueven el sarro, a pesar de que dicen que lo eliminan**, por lo que cuanto más las uses, más sarro tendrás. Las dietas ácidas y ricas en carbohidratos refinados (pan, bollería, almidones, azúcares, harinas, pasta, pizza…) también promueven mucho la aparición de sarro porque acidifican la boca y la saliva, que deberían ser ligeramente alcalinas. De ahí que una dieta rica en alimentos crudos, con fibra y buen masticado nos ayuden a prevenirlo. Hay personas que con la edad forman mucha placa dental cada día, y si el sarro no se previene lavándolo a diario con jabón dental terminará por provocar una inflamación de las encías, y por ende a afectar al estado de los dientes.

Si vas al dentista este te dirá que debes mantener una buena higiene dental para evitar la placa, pero cuanto más te cepillas con pasta dental más sarro aparece. El dentista te dirá entonces que hagas enjuagues y uses pastas dentales antisarro, y que debes ir cada seis meses a visitarle para quitarlo mecánicamente. Tiene algo de razón cuando dice que hay que sacarlo, pero no solo con limpiezas en la clínica dental sino lavándonos cada día los dientes con agua y jabón, pues tal como señala el Dr. Judd y por mi propia experiencia, el uso de jabón dental natural es la mejor manera de eliminar la placa y las bacterias de la boca. Y así evitaremos también la formación del sarro.

Yo era un gran formador de sarro según decía mi dentista, pero en realidad lo que era es un gran consumidor de pasta dental. Desde que no las uso, no tengo sarro, porque la placa la limpio cada día perfectamente con jabón dental. Cuando dejé de cepillarme con pasta dental y empecé a usar jabón en su lugar, el sarro dejó de precipitarse en la cara interna de mis dientes. ¡Lástima no haber sabido todo esto hace años!... Así, de modo súbito, pasé de ser un «gran formador de sarro» a no formar nada de nada. Era efectivamente a causa de una mala higiene dental por usar dentífricos en vez de sustancias naturales como el jabón dental. Únicamente por seguir las reglas oficiales de los dentistas es por lo que yo tenía tanto sarro, que luego se convirtió en enfermedad periodontal. Por eso, cuanta más pasta uses, peor para tu salud dental y también peor para tu salud orgánica general. Pero si practicas un buen cepillado con agua y jabón dental ocasionalmente, adiós placa y adiós sarro.

Para eliminar el sarro también puedes usar ocasionalmente un poco de *carbón activado*, que es un producto de origen vegetal que absorbe y limpia los dientes a fondo. Pero hay que usarlo con moderación, siempre dentro de un plan integral natural de la boca como el que te propone este libro. No debiera ser necesario volver a usarlo una vez establecido el hábito del uso de agua y jabón dental. El carbón activado es un polvo negro que puedes comprar en herbolarios, y hay que cepillarse los dientes con él durante un par de minutos, y luego aclarar los dientes con agua, y ya está. En principio quedarán de color negro porque el carbón ensucia mucho, pero se enjuaga muy fácilmente, y los dientes quedarán más blancos. ¡Ojo! Vigila que el carbón activado sea procedente de vegetales (mejor de coco) y no del petróleo. Lo venden en polvo o en cápsulas, en este segundo caso vacías una de ellas sobre el cepillo de dientes húmedo y te cepillas con él.

Al igual que con el carbón activado, una fórmula más sencilla consiste en usar bicarbonato de sodio y sal para limpiar el sarro. Incluso podemos mezclarlo con agua oxigenada, muy rebajada en agua y hacer una especie de pasta dental casera. En todo caso, abusar de estas fórmulas es un error porque, aunque son de origen natural, son métodos abrasivos que terminan por dañar el esmalte y provocarnos también sensibilidad dental. Vayamos poco a poco implementando medidas para recalcificar el diente, y la dentadura se irá regenerando cada vez más mientras la limpiamos con métodos naturales suaves como el jabón dental.

CARIES DENTAL: Es la gran enemiga de los dientes. Desde que Miller en 1888 propusiera la hipótesis acidogénica como origen de las caries, poco o nada hemos avanzado en el sentido de prevenirla, pues cada vez afecta a más población y más joven incluso. Es una enfermedad supuestamente con varios factores etiológicos que se caracteriza por la destrucción del tejido del diente de fuera hacia dentro. Si tienes caries es que se te está pudriendo el diente porque las bacterias se lo están comiendo, nos han dicho. Se echa la culpa a las bacterias, pero esto no es del todo cierto. También, la caries se asocia a errores en las técnicas de higiene dental, olvidando que muchos nos cepillamos cuatro veces al día lo cual tampoco no sirve de nada, mientras que los habitantes de tribus sin civilizar nunca se cepillan y tienen dientes perfectos. Por último, nos hablan de la genética para señalar la mala calidad de nuestra dentadura.

La verdad es que la causa de las caries no son las bacterias (*estreptococo mutante*) sino que ellas son un factor sobrevenido, algo así como los oportunistas que se aprovechan del estado de tus dientes. **La verdadera causa de la caries son los agujeros del esmalte producidos por los ácidos de los alimentos y de los refrescos**, que si no se enjuagan a tiempo ácidos atacan el esmalte que recubre el diente. Es en estos agujeros dentales del esmalte donde se acumulan residuos de alimentos con las bacterias que viven de ellos. El uso de pastas de dientes empeora todo el cuadro en lugar de solucionarlo, porque lo único que hacen es recubrir el diente, sin desinfectar ni limpiar el medio donde esta flora bacteriana vive. De paso, las pastas impiden la reesmaltación dentaria por parte de la saliva.

Por lo tanto, una alimentación acidificante, tanto a nivel interno y externo, es decir a nivel digestivo y a nivel bucal, causa los agujeros del esmalte que sirven de guarida a las bacterias como el *Streptococus Mutans* que es quien supuestamente la origina, pero esto no es cierto porque las bacterias de la caries solo viven en las cavidades por el hecho de que allí hay restos de alimentos. Si quieres puedes desalojar estos restos de alimentos y su bacterias usando agua y jabón, para luego remineralizar tu esmalte dental con una correcta alimentación y mediante la buena calidad de tu saliva, que es quien lo nutre externamente. Para eso es fundamental dejar de consumir alimentos ácidos (o bien tendrás que enjuagártelos a tiempo), así como abandonar las perniciosas pastas de dientes, que contribuyen a empeorar el cuadro. Dicen los dentistas que «*al estreptococo mutante no se lo puede eliminar cepillándonos*», y tienen razón, pero les faltaría añadir: «*con pasta de dientes*». En cambio, cepillando con agua y jabón, eliminamos los residuos de los que esta bacteria vive y también la propia bacteria desaparece arrastrada y atrapada por el jabón. De paso dejamos al diente limpio y listo para el reesmaltado con los minerales de la saliva y con una buena dieta.

Hay que trabajar la higiene bucal a varios niveles. Cuando la boca tiene un pH ligeramente alcalino, es decir con abundante saliva alcalina, los dientes se remineralizan constantemente con el calcio y fósforo de la saliva. Pero si las agresiones por parte de la dieta, rica en ácidos y sustancias acidificantes (harinas refinadas, pan, bollería, refrescos...) se suceden, el pH de la boca caerá hasta 6 o menos incluso, y la remineralización del diente se imposibilitará. En ese punto de acidez se elimina más esmalte del que se remineraliza con la saliva. Por esa razón, realmente son los ácidos los que se comen el esmalte dental cuando la alcalinidad de la saliva no es capaz de compensarlos.

Además, este reesmaltado no se puede conseguir si usamos pasta dental por culpa de la glicerina que contiene. Según los dentistas, cuanto más se adhieran los alimentos a los dientes, y más tiempo pasen allí, mayor es el riesgo de caries. La glicerina hace adherirse los ácidos a los dientes, tapándolos y perpetuando el ataque al esmalte. Por eso, la solución es abandonar las pastas dentífricas y comprender también que son los ácidos los que atacan el esmalte. No te quedes nunca con los dientes sucios tras comer, lávalos o enjuágalos bien, aunque sea con saliva, hasta que desaparezca todo rastro alimenticio. El Dr. Weston Price curó numerosas caries mediante la correcta alimentación rica en vitamina K2, de lo cual luego hablaré extensamente.

Vuelve a tu dentista en unos meses, después de lavarte diariamente con agua y jabón, con las encías saneadas y sin placa dental ni sarro, y le darás una agradable sorpresa. Mas aún si practicas el Oil Pulling. Ahora sabes cosas relevantes que él desconoce y además pondrás pruebas delante de sus ojos que no podrá rebatirte. Por primera vez, habrás asumido la responsabilidad de tu salud dental.

ABSCESOS Y FLEMONES: Es una acumulación de pus localizado en el entorno del diente, inflamando toda la encía e incluso los tejidos colindantes del rostro. Es una invasión bacteriana por causa de un sustrato tóxico en la zona, lo que favorece la infección, con un sistema inmunitario incapaz de hacerle frente a una gran abundancia de microbios localizados en reservorios o escondites propicios. Cursa agudamente con calor, dolor, tumor y rubor, o bien de modo crónico con ligera inflamación y sin dolor. El problema es que un absceso puede verter grandes cantidades de bacterias al torrente sanguíneo, y si el sistema inmune no las neutraliza pronto puede darnos una infección localizada en otra parte o incluso sistémica.

La boca es un reservorio de gérmenes inmenso, y si al cepillarnos se rompe la encía, estaremos abriendo la puerta a las bacterias para que entren en contacto con la sangre y así diseminarse por el organismo. En la boca hay bacterias muy peligrosas cuando entran en contacto con un medio que no es el suyo, de tal modo que al estar fuera de su hábitat se convierten en patógenas. Las condiciones o estado de ese hábitat tóxico, y no solo el poder del sistema inmunitario, es la clave para que se multipliquen o no. Un flemón es un montón de bacterias estancadas en una zona concreta de la boca, que se liberarán constantemente al torrente sanguíneo, mientras el sistema inmune se defiende tratando de que no sea colonizado el organismo. Usa cepillos suaves y ultrasuaves si es preciso (de venta en farmacias) para no lacerar tus encías si están inflamadas. Desinflámalas practicando Oil Pulling con aceite de coco, y especialmente haz lavados con agua con sal. Cepíllate con jabón dental, suavemente cada día.

PERIODONTITIS O PIORREA: Es una enfermedad producida por el avance de la gingivitis, y ocurre cuando la inflamación y la infección de las encías no recibe un tratamiento eficaz. Consiste en un reblandecimiento de la raíz del diente por haberse diseminado la infección y la inflamación desde las encías hasta la base del diente, el cual termina por caer al quedarse poco a poco sin encía alrededor. Los dientes se separan de la pared que los sostiene por bolsas de pus, mientras las encías se retraen hacia atrás, dejando parte del diente al descubierto. Como esa zona del diente no contiene esmalte protector, sino solo el cemento que lo adhiere al tejido blando de la encía, al quedar así expuesto es atacado por ácidos y bacterias. La sensibilidad entonces se multiplica como síntoma de alarma, y las caries también por el déficit de esmalte en esas áreas. Todo el diente está muriéndose y paulatinamente se va aflojando hasta que cae o es retirado por el dentista. De hecho, la periodontitis es la principal causa de caída de los dientes en los adultos. Señala el Dr. Fife que en EE. UU. la tercera parte de los mayores de 65 años han perdido todos sus dientes a causa de la periodontitis, mientras que una gran mayoría de personas padece también de gingivitis. Sus síntomas son las encías blandas, inflamadas de color rojo brillante, los sangrados, sensibilidad, dientes flojos y el mal aliento. Si se hace una radiografía se verá pérdida de hueso de soporte en el diente, pudiendo aparecer también placa bacteriana por debajo de las encías.

El tratamiento estomatológico nos recuerda que debemos limpiar la placa a fondo cada día. Ahora bien, ¿cómo podemos limpiar la placa realmente?, ¿y cómo prevenimos su aparición?, ¿alguien lo sabe con certeza? El dentista te dirá que vayas cada tres o seis meses a su clínica para limpiar la placa y el sarro, o al menos vigilar y mantenerlos a raya. El higienista dental te dirá cómo debes usar la seda dental, o la importancia de realizar un cepillado de calidad, con tiempo suficiente y cepillos eléctricos. Tú piensas: «*se creen que les miento cuando les digo que me cepillo a fondo cada día tres o* más *veces*». Pero sucede, en realidad, que los odontólogos y sus adláteres, no tienen más que decir, porque ellos no saben cómo evitar realmente la aparición de la placa y enfermedad periodontal. ¡NO SABEN! Igual que tú y yo no sabíamos tampoco antes... Pero ahora, sí que sabemos. El mejor modo de eliminar la periodontitis y todos los problemas bucales es el que venimos refiriendo constantemente en este libro, que consiste en cepillarse únicamente con agua y jabón dental tras cada comida, y dejar de usar para siempre pastas y colutorios dentales. También practicar Oil Pulling como explico más adelante y empezar a alimentarse mejor, con alimentos crudos y ricos en fibra y vitaminas (D y K2), masticando a fondo cada alimento y **vigilando el ataque de los alimentos ácidos al esmalte**. De esta forma se reducirán las inflamaciones de las encías, la sensibilidad, la placa dental y la piorrea. Y así desaparecerá la enfermedad periodontal, o enfermedad que rodea al diente, cuya peor manifestación es la terrible periodontitis. Esto no evita que, si lo precisas, acudas a un buen profesional a hacerte una limpieza ocasional y puntual, aunque lo más probable es que -si sigues estas indicaciones- no tengas que volver nunca más a hacerlo.

Las **endodoncias** nunca son la solución, sino el final del diente. Consisten en la retirada de la estructura interna del diente, la pulpa, compuesta por tejido conectivo y nervioso, y también las arterias que lo riegan, para convertir finalmente al diente (que estaba vivo) en una masa muerta, llena de bacterias muy peligrosas y cuyo destino final será el de ser arrancado de raíz, antes o después. En resumen, es matar al diente que ha sido dañado por una higiene ineficaz o incorrecta, porque su propietario no comprende cómo funciona la salud dental natural. Al final, se convertirá ese diente o muela en un almacén de bacterias peligrosas para todo el organismo, porque tendrán allí un foco o nido contaminante en el que reproducirse y extenderse.

Este libro no ha caído en tus manos por casualidad, y probablemente aún estás a tiempo de acabar con el festín bacteriano que tiene lugar dentro de tu boca. Compra aceite de coco, que venden en cualquier herbolario y acaba con los excesos bacterianos, placa, sarro y demás patologías bucales. Hazte con un jabón natural, hecho con aceite de oliva y coco preferentemente, y dedícalo para lavarte los dientes. Tu salud dental te lo agradecerá.

HALITOSIS: Muchas personas padecen este problema. Hay estadísticas que lo sitúan más concretamente en una de cada cinco personas. La halitosis crónica no tiene nada que ver con los alimentos que uno acaba de ingerir, sino con el tipo de bacterias presentes en esa boca particular. Son las mismas que producen la caries y la periodontitis o piorrea. A estos pacientes se les recomienda cepillarse bien la boca pero no se les ofrece una solución natural inocua y eficaz, sino enjuagues con antisépticos potentes. Rasparse y cepillarse la lengua tampoco es suficiente. Salvo que se padezca una patología más grave que produzca halitosis, lo que hay que hacer es controlar bien la flora bacteriana de la boca con enjuagues con aceite de coco y lavarse bien los dientes con jabón dental. Solo eso bajará la flora presente en la lengua y la boca que da mal olor. También hay que modificar la dieta y puede que haya que corregir incluso el estado del aparato digestivo, pues las patologías inflamatorias del estómago afectan a la boca, dando mal olor. Incluso puede que haya que corregir el estreñimiento crónico, que es otra de las causas posibles del mal olor bucal o halitosis.

Durante los ayunos de más de doce horas, también se produce una eliminación de toxinas al exterior que cursa con mal olor de boca y corporal. Es normal, pues se trata de un proceso depurativo, y la simple higiene tanto dental como corporal reestablecerán las condiciones normales cuando cese el periodo de ayuno.

III PARTE

LA SOLUCIÓN A TUS PROBLEMAS DENTALES

Si uno pregunta a diez dentistas, los diez le darán diez diagnósticos referidos a un mismo diente.

— Paul Revere (La odontología y sus víctimas)

Salud oral y nasal

La boca es un sistema vivo, en contacto constante con el resto del organismo. Lo que sucede allí influye en otras partes rápidamente. Olvidar esto suele costarnos muy caro. Masticar bien es también importante no solo para la trituración de los alimentos y su posterior digestión, sino para la regeneración dental y gingival. Esto es así porque masticar mejora la circulación sanguínea en la zona gracias a las fuertes presiones que estimulan -y masajean- los dientes y su raíz -las encías- favoreciendo de paso su nutrición sanguínea profunda. La ruptura de las fibras de los alimentos sirve como fórmula de barrido a los dientes, tal como hace una escoba, y los ayuda a mantenerse limpios. El propio acto de comer es un acto autosostenible pues conlleva el cuidado dental en sí mismo, pero es solo cuando comemos alimentos saludables y bien masticados.

Desde que nacemos, por el mero hecho de amamantarnos, la constante succión sobre el pezón mamario genera en la boca del lactante una progresiva apertura en su arco dentario, que deja espacio para los futuros dientes de leche que empezarán a salir a partir de los seis meses. No amamantar es un error garrafal, porque entre otros perjuicios puede producir un paladar ojival al bebé, sin que deje espacio a los dientes por su estrecha arcada. No solo eso, puede influir en patologías de los senos nasales debido al abombamiento ojival del paladar, lo que unido a otras circunstancias como una alimentación refinada y con lácteos de vaca, puede generar patologías nasales (pólipos, vegetaciones…) que obliguen al niño a respirar por la boca, en vez de por la nariz como corresponde. Respirar por la boca es también un problema grave, porque multiplica las bacterias presentes en la cavidad oral, debido a la sequedad bucal que promueve. Esto favorece varias patologías como son la gingivitis, la caries o la deformación de la cavidad oral y el paladar. Hay que respirar por la nariz siempre, porque la fosa nasal humedece el aire, lo filtra de bacterias y de polvo, ácaros, etc. Además, la nariz calienta el aire, protegiendo así las vías respiratorias. También evita deformaciones y maloclusiones de la boca.

Usar ortodoncias puede modificar, para bien y a veces para mal, la fisonomía de la cabeza, alargando la misma incluso por la retracción forzada de la mandíbula. Pero también puede solucionar paladares ojivales que impiden respirar por la nariz y permite ampliar al arco del paladar para dar cabida a todos los dientes. Para conseguir respirar por la nariz, cuando ésta permanece crónicamente congestionada y atascada por el moco, debemos retirar los alimentos productores de moco, especialmente los lácteos y alimentos refinados, y seguir lo que recomienda el médico ruso, Dr. Buteyko, autor de un método que permite incluso eliminar el asma:

Siéntate con la espalda recta y tras exhalar todo el aire suavemente, tápate la nariz con los dedos, mientras mueves lentamente la cabeza de adelante hacia atrás, hasta que sientas una fuerte necesidad de aire. Entonces, suelta la nariz e inhala lo más suavemente que puedas, manteniendo la boca cerrada. Notarás cómo se destapona la fosa nasal bloqueada. Repítelo treinta segundos más tarde si no ha sido completamente eficaz, hasta que consigas desbloquearla del todo.

Las fosas nasales se atascan al respirar demasiado aire, inflamándose los vasos sanguíneos nasales, que en respuesta secretan más moco cada vez, haciendo que la respiración nasal se vuelva dificultosa. Entonces respiras por la boca, lo que implica tomar aún más aire, entrando en un círculo vicioso. Respirar por la nariz siempre implica un menor gasto ventilatorio o volumen de aire que hacerlo por la boca pues la nariz es la puerta del aire, no la boca. La boca es la puerta del aparato digestivo para los alimentos y el agua. Alterar este patrón de acceso es contraproducente, y mucha gente enferma tan solo respira por la boca, hiperventilando y bajando la perfusión de oxígeno en los tejidos y en sus órganos. Por eso, respirar habitualmente por la boca induce a padecer asma y otras enfermedades derivadas de tal hecho antinatural.

Cenar tarde, mal y en exceso promueve también la congestión nasal nocturna, así como promueve también los ronquidos y las apneas del sueño. Hay que respirar siempre por la nariz, desde el abdomen, pocas veces por minuto y con la boca cerrada, muy especialmente deben hacerlo aquellos que padecen de asma o patologías del pulmón o de otro modo las incentivarán. Una boca y unas vías aéreas sanas se consiguen no con aparatos de ortodoncia, sino con la práctica de un sistema de salud integral que incluya un amplio espectro de medidas higiénicas, desde baños de mar y de sol en la playa, hasta alimentación libre de toxinas. Promover una buena respiración, con lentas frecuencias de cuatro a seis ventilaciones por minuto es lo ideal para aquellos que padezcan de las vías respiratorias, eliminar el asma y que precisen mejorar todo el sistema respiratorio. Os recomiendo estudiar el método del Dr. Buteyko en este sentido, muy especialmente si vuestros hijos o vosotros mismos padecéis asma, porque es el modo natural de corregir esta creciente patología, típica de las estresantes ciudades, y también mi libro *Limpieza Nasal con Lota* donde describo la técnica yogui de limpiar fácilmente los conductos nasales con agua templada y sal.

CEPILLADO Y ENJUAGADO CORRECTO CON JABÓN NATURAL

El sistema nacional de salud del Reino Unido (NHS) parece ser que se está planteando penalizar a los pacientes que descuiden el cuidado de su boca. Por eso, los dentistas insisten en que hay que estar dos minutos cepillándose los dientes y recomiendan adquirir un cepillo eléctrico, con temporizador incluido. El cepillado es fundamental para una buena salud dental, especialmente con el tipo de dieta occidental, rica en alimentos basura, procesados y envasados.

•**La función del cepillado** es barrer de restos de comida los intersticios dentales y evitar que se forme la placa dental, donde las bacterias se hallan siempre presentes ya que pueden dar lugar a infecciones cuando el terreno, por degradado, les resulta propicio. Para ello, el jabón natural de exclusivo uso dental hace para nosotros el mejor trabajo posible, ya que limpia y desinfecta de un modo fácil y sin contraindicaciones, además de ser muy barato y asequible. El jabón natural es, por tanto, muy superior a las costosas y perniciosas pastas dentales para la salud dental. Pero debe ser un jabón sin componentes químicos, y no uno de los del supermercado que son ricos en ellos. Un jabón natural hecho de aceite de oliva y coco, sin nada más, es lo ideal para el lavado dental. Eso es lo que denomino jabón dental natural.

•**Tampoco se debe cepillar con fuerza** contra la encía, ni producir dolor o sangrado a la misma. El cepillado debe abarcar los dientes y la encía al mismo tiempo, pero procurando no dañar a la encía. Para eso es mejor usar cepillos blandos o muy blandos, especialmente cuando hay problemas de encías sangrantes, inflamadas y débiles. Cuando se vuelvan fuertes podremos usar cepillos más duros para arrancar la placa en menos tiempo y ocasionalmente si hay sarro.

•**Las sedas dentales** y los microcepillos interdentales está bien usarlos ocasionalmente para limpiar los residuos en los espacios interdentales. Es una limpieza mecánica que podemos mejorar aún más si usamos un irrigador dental. El **irrigador dental** es un dispositivo regulable, capaz de lanzar agua a presión entre los dientes, hasta el punto de mantenerlos libres de restos alimenticios. Hay varias marcas, pero debe tener fuerza suficiente y puede que no sea el caso del más barato, pero a la larga se ahorra comprando uno un poco mejor. Yo prefiero los *Waterpick*, pero busca en foros de internet al respecto, pues lo importante es que tenga suficiente potencia. Los irrigadores no solo limpian los dientes de residuos alimenticios, sino también los recovecos de los molares y los espacios interdentales, los cuales ayudan a vivir a la flora bacteriana. Además, confieren un suave masaje a las encías que ayuda a aumentar la circulación en las mismas. Esto es muy importante, porque de esa circulación sanguínea depende la afluencia de nutrientes a los dientes, para ayudar a conformar su capa de esmalte desde dentro, lo que contribuye notablemente a su reconstrucción. Ocasionalmente hay que añadir 1 cc de agua oxigenada (aproximadamente medio tapón) al agua caliente del contenedor del irrigador, para así obtener un mejor lavado dental.

Por tanto, los irrigadores tienen esta doble vertiente en el servicio que nos prestan y deben ser adquiridos por todos aquellos que quieran poseer una dentadura sana a largo plazo. Ahorrarán muchas citas con el dentista, que son notablemente más caras que la compra de este aparato, por lo que resulta una gran inversión en salud dental.

•**Los colutorios** son enjuagues dentales con una sopa química que los expertos recomiendan realizar media hora después de un completo cepillado con dentífrico, todo ello con el fin de que no interrumpa el efecto de las pastas dentales. A mi juicio eso equivale a multiplicar el pernicioso efecto de la pasta de dientes, que no es poco. Otros los recomiendan usar justo después del cepillado o en su lugar, pero lo mejor es NO USAR COLUTORIOS JAMÁS. Es un veneno potente, cuyo alcohol y flúor abrasan las encías y se transfieren después a la sangre en caso de sangrado de estas. Contiene tantas sustancias químicas que ya el propio envase señala: «Solo para adultos. Mantener fuera del alcance de los niños. No ingerir». No creo que haya que añadir más sobre tan peligroso producto que debería estar prohibido. Puedo decir lo mismo de la *clorehixidina* y de otros antisépticos bucales de base fármaco-química, son todos muy perniciosos y destrozarán tu salud oral.

El mejor colutorio que existe es el aceite de coco, con el que podemos hacer enjuagues denominados Oil Pulling, que consiste en lanzar aceite mezclado con saliva entre los dientes durante veinte minutos. También podemos hacer un colutorio con jabón dental líquido, añadiendo unas gotas de jabón a un poco de agua. Es mucho más eficaz y sano que cualquier colutorio, y sin ninguna contraindicación.

CÓMO CORREGIR LA RETRACCIÓN DE LAS ENCÍAS

Te recomiendo leer, si no lo has hecho ya, el apartado dedicado a la gingivitis. Decía allí que el sarro es una sustancia blanda, compuesta de una calcificación de residuos bucales y bacterias, que empuja hacia atrás la línea de las encías con el diente. Por eso, hay que revisar las encías a diario para ver si tienen placa y eliminarla mediante el cepillado o también con un utensilio con punta de goma a tal efecto.

¿Por qué? Porque cuando finalmente el sarro se introduce entre la encía y el diente, da lugar a la periodontitis, una patología por la que afloja el diente hasta que termina por moverse y caer. Es la peor forma de enfermedad dental y la principal causa de la pérdida de los dientes en adultos, muy especialmente a partir de los 50 años. Actualmente los dentistas usan la cirugía de encías y la terapia con láser para limpiar a fondo el sarro acumulado incluso debajo de las encías, pero el problema se reproduce antes o después si no cambiamos el modo artificial de afrontar el problema por uno más higiénico y natural. Lo mejor para evitar el sarro y corregir la retracción de encías es:

1. Abandonar las pastas dentales y los colutorios farmacéuticos.
2. Comenzar a lavar la dentadura con un jabón dental natural.
3. Realizar enjuagues diarios con aceite de coco (Oil Pulling).
4. Enjuagar con agua caliente con sal, varias veces al día, especialmente en caso de que haya infección e inflamación de encías.

Así sanearemos poco a poco toda la boca, las encías, y recuperaremos de este modo la correcta salud bucal. Después puedes pasar el irrigador dental para masajear a fondo las encías y retirar cualquier posible resto alojado entre los dientes, allí donde no llega el cepillado. El cepillo para encías sensibles debe ser suave o ultrasuave, y hay que limpiar de arriba hacia abajo, sin tocar las encías apenas. Otras sustancias naturales que ayudan con los problemas de encías son:

•**Aceite de coco**: Úsalo en forma de Oil Pulling tal como describo en el siguiente capítulo, o bien directamente aplicándolo con el dedo sobre la encía y masajeando suavemente con el mismo. Es antifúngico, antibacteriano y antiviral, además de antiinflamatorio porque contiene el maravilloso ácido láurico.

•**Milenrama**: Hierba de las heridas. Es cicatrizante y anticoagulante, y se puede masticar porque detiene el sangrado gingival. También puedes hacer una infusión, añadiendo agua muy caliente a una cucharadita de hojas de la planta y dejar reposar unos minutos antes de ingerir para que suelte sus principios activos antiinflamatorios, analgésicos y cicatrizantes.

•**Aloe vera** (Sábila): El gel que compone su pulpa es un clásico cicatrizante usado ya en tiempos de los romanos, los cuales le tenían un gran aprecio a esta planta porque servía para curar las heridas de guerra de sus soldados. Además, tiene propiedades antibacterianas y reduce la inflamación, por lo que es muy conveniente también para la retracción de las encías. Puedes usar el gel aplicándolo directamente sobre la encía con el dedo porque ayuda a reforzarlas y a reparar el tejido. También podemos usar el aloe vera en forma de enjuague o colutorio natural, por supuesto todo esto después de cepillarse con agua y jabón dental que es lo que limpia a fondo el diente promoviendo la posterior remineralización dental del aloe vera, así como la mejora de las encías. Por supuesto, el gel de aloe vera debe ser 100% natural; compruébalo en la etiqueta o pide garantías en la tienda antes de comprarlo. Lo mejores es que la plantes o compres sus hojas directamente a un cultivador, y la obtengas directamente.

•**Salvia**: Antiinflamatoria y antimicrobiana, la salvia cura las encías inflamadas y los abscesos dentales, y también los dolores de garganta.

•**Té verde**: Es antioxidante y antiinflamatorio. Contiene catequinas que son unos antioxidantes que previenen la enfermedad periodontal y fortalecen el vínculo del diente con la encía que lo acoge, ya que es un antiinflamatorio sano y natural. Podemos realizar también colutorios matinales con té verde por esta razón o tomarlo diariamente bebido porque contiene numerosos antioxidantes.

•**Romero, ortiga y cola de caballo**: Son tres plantas super-remineralizantes, que aportan minerales orgánicos como el silicio y el magnesio que son rápidamente asimilados por el metabolismo e incorporados a los huesos, al igual que sucede con los minerales de los batidos verdes crudos. Por eso, son un clásico y debemos utilizarlos conjuntamente para fortalecer piel, uñas y cabello, cicatrizar heridas y regenerar tejidos.

•**Clavo**: Es una especie usada clásicamente contra el dolor de muelas. Sus aceites esenciales adormecen los tejidos y son antibacterianos.

•**Vitamina C**: Tal como señala el Dr. Judd, la vitamina C ayuda a corregir el sangrado de encías por lo que usar este suplemento puede ser una solución radical en muchos casos de mala nutrición por causas externas e internas. De todas formas, las mejores vitaminas son las del laboratorio de la Naturaleza como frutas y verduras tomadas en forma de ricos batidos verdes crudos a diario. El déficit de coenzima Q10 también puede producir sangrado de las encías, por eso se recomiendan tomar estas vitaminas cuando hay gingivitis.

Alimentación sana y natural para los dientes

Entramos en otro capítulo fundamental para la salud de tus dientes. Ya sabemos que los dientes tienen tres enemigos principales: los ácidos, las pastas de dientes y los alimentos refinados. Pues bien, todos los alimentos refinados promueven la eliminación del esmalte y con ello las caries, por lo que hay que huir de ellos y en todo caso cepillarse a fondo tras masticarlos para que no queden restos entre los dientes. La acidez orgánica producida por los alimentos procesados no es solo a nivel dental sino de todo el organismo. La misma se combate en el organismo aumentando la alcalinidad a partir de la extracción de calcio de los huesos y dientes. Por eso la acidez orgánica de origen alimentario, no solo produce caries y problemas dentales sino también osteoporosis. Las degeneraciones óseas de la columna, deformidades, desgaste, descalcificación... son siempre producidas por el abuso de alimentos refinados en la alimentación, que socavan el calcio.

Realmente, como dice el refrán «cavamos nuestra tumba con los dientes», o mejor dicho, con los alimentos que comemos. Los niños del tercer mundo de zonas no colonizadas por Occidente, ni comen alimentos refinados, ni usan pasta de dientes que altere la composición de los mismos y su esmalte. Por eso tienen unos dientes notablemente mejores que los de los niños de nuestras ciudades «avanzadas». En el libro, *Nutrición y Degeneración Física,* escrito por el Dr. Weston A. Price y su esposa Florencia en los años treinta del pasado siglo, estos dentistas nos revelan cómo en sus estudios con comunidades de Suiza, Nuevas Hébridas y las tribus de indios en Alaska hallaron personas aisladas, cuya dieta consistía solo en alimentos naturales u orgánicos, por lo que tenían aproximadamente una quinceava parte de problemas dentales frente a las personas que comían carbohidratos refinados. Más recientemente, Dean Bonlie, de Canadá, encontró el mismo fenómeno en los indios de Alaska y las islas del Mar del Sur. Es decir, se encontró con los dientes perfectos en aquellas tribus y los isleños que no consumen hidratos refinados. Según la investigación llevada a cabo el Dr. Weston Price y otros pioneros dentales, la causa de la caries se reduce a tres factores:

1. No hay suficientes minerales en la dieta.

2. No hay suficientes vitaminas liposolubles (A, D, E y K) en la dieta.

3. Los nutrientes no están fácilmente biodisponibles, porque el sistema intestinal no puede absorber adecuadamente los mismos, por su propio estado o por la presencia de otras sustancias como el ácido fítico (presente en las cubiertas de los granos y semillas, legumbres, nueces, etc.) que actúan como un inhibidor de la absorción de ciertos minerales como el calcio, hierro y zinc. De ahí que los cereales haya que germinarlos o cocerlos bien para eliminar este ácido que impide la remineralización. Los alimentos orgánicos tienen muchos menos fitatos (ácido fítico) que los de agricultura intensiva cultivados con fertilizantes ricos en fosfatos.

Hace años ya que el Dr. Shelton[33], adalid del ayuno, decía que los que consumían cereales se quedaban sin dientes, pues ya en 1920 una investigación demostró que existe una conexión entre el consumo de granos en la alimentación y la aparición de cavidades en el esmalte, así como la consiguiente caries dental. Cuando los niños dejaron de tomar cereales, la caries se curó. De hecho, cuanto más fitatos se consuman en la dieta, más minerales de origen orgánico habrá que consumir (verduras ricas en minerales) y más vitamina D (pescado, mantequilla…) habrá que tomar para asimilarlos y compensar el robo de minerales que estos producen.

Por eso, no es tan solo cuestión de no comer azúcares, sino que es importante consumir alimentos INTEGRALES adecuados a la salud, que sean orgánicos, variados y ricos en minerales asimilables, que puedan aportar calcio y fósforo a la sangre. En opinión del Dr. Price, la fórmula que nos ayudará a cuidar nuestros dientes está compuesta de los siguientes alimentos:
• Aceite de coco.
• Leche de vaca, alimentada con pasto verde, no con grano ni forraje seco. No cocida ni pasteurizada. Mejor aún si es de cabra.
• Carnes de órganos, como el hígado.
• Limitar el consumo de alimentos ricos en ácido fítico como cereales, trigo, legumbres, frutos secos y separar su ingesta de los alimentos ricos en calcio.
• Limitar la ingesta de harinas de cereales, azúcares y dulces diversos que alteran el azúcar en la sangre.
• Tomar aceite de hígado de bacalao, con alto contenido en vitaminas A, D y K.

---

33. *The hygienic system, vol. II Orthotrophy*, Sixth Edition 1975, CHAPTER XXXVII: Building the Teeth (withem phases, edits and annotations by Healing Teeth Naturally).

• Tomar alimentos ricos en magnesio que ayuda a fijar el calcio y el fósforo eficazmente.

• Tomar gelatinas que ayudan con las encías.

Sin embargo, el Dr. Price, a mi juicio se olvida de insistir en la importancia de las frutas y los vegetales crudos como una fuente de minerales increíble, especialmente los de hoja verde: espinacas, acelga, hierba de trigo, lechuga, canónigos, apio, zanahorias... Y de semillas que, como el sésamo o la chía, contienen muchísima proporción de calcio, rápidamente asimilable por el organismo porque es orgánico. Los anacardos contienen ácidos anacárdidos que son antibacterianos y combaten las bacterias causantes de la caries.

El calcio y el fosfato están presentes constantemente en la circulación sanguínea porque además de formar huesos y dientes, su función orgánica consiste en neutralizar todos los ácidos de la sangre procedentes del metabolismo. Es decir, restan acidez al mismo pues son utilizados en el organismo como sustancias «tampón», que sirven para neutralizar la acidez orgánica derivada del metabolismo y mantener así el equilibrio ácido-base de la sangre y del cuerpo. Por tanto, diariamente y cuando son requeridos, el calcio y fosfato del esmalte están migrando de los dientes a los huesos, corazón, cerebro y otros órganos según lo necesitado por el organismo para mantener su pH, que debe ser ligeramente alcalino conforme corresponde cuando hay salud, con una medida que va del 7,35 -7,45 pH.

La osteoporosis surge por esta causa, es decir cuando un exceso en el flujo de iones de calcio se utiliza en exceso para «tamponar» la crónica acidez sanguínea —derivada de una mala dieta constante y un estilo de vida tóxico— ya que entonces no pueden cubrirse las necesidades óseas diarias y aparece el déficit de calcio. Sobre todo, cuando se trata de una dieta ácida como es la dieta rica en proteínas y en harinas refinadas de cereales. El resultado de todo este caos orgánico es conocido por los médicos y dentistas como desmineralización u osteoporosis. Pero la desmineralización dental es también una consecuencia previa de todo ello, pues conlleva la cavitación de los dientes y molares (caries dental) como resultado final. Es decir, las caries son una consecuencia y no una causa de la patología dental. Esto significa dos cosas:

1. Que debemos de evitar un estilo de vida «ácido» que obligue a nuestras reservas de calcio a salir a neutralizar la acidez orgánica. Esta dieta ácida

se compone principalmente de alimentos basura, refinados, harinas, pan blanco, pasta refinada, azúcar, bollería y todo tipo de refrescos y colas que contienen ácido carbónico (soda) y ácido ortofosfórico (E-338).

2. Que debemos aportar suficiente calcio y fósforo de calidad orgánica en nuestra dieta diaria para ayudar a la formación de cristales de fosfato cálcico que reconstruyan esmalte de los dientes y los huesos.

Por lo tanto, si queremos conservar la salud de nuestra boca tendremos que seguir una serie de estrategias que tengan que ver con el ambiente de la boca (limpieza o higiene), la nutrición (dieta y suplementos), y poseer ciertos conocimientos sobre el hecho de cómo se reconstruye el diente por sí mismo cuando le facilitamos sus condiciones naturales idóneas y cómo se destruye con la acidez.

Hemos comenzado a practicar la jardinería orgánica e incluso comenzar a consumir alimentos orgánicos. Me gustaría que todos pensaran en hacer «jardinería orgánica» en la boca. La forma de hacerlo es por medio de un protocolo nutricional saludable y balanceado. Lo llamo nutrición triple A: alcalinizante, antioxidante y antinflamatoria. Las personas deberían conocer los factores nutricionales que son inflamatorios. Existen productos que causan inflamación como el gluten, lácteos, entre muchos otros. Pueden variar entre cada individuo.

— *Dr. Curatola*

LAS GRASAS Y EL CALCIO SE ABSORBEN CONJUNTAMENTE

Para eso, antes de nada, lo primero es desterrar otro gran mito que señala que «las dietas bajas en grasas adelgazan». Esto es algo totalmente ¡FALSO! pues lo único que hacen las dietas bajas en grasas es estropear nuestra salud general[34]. Parece como si este tema no tuviera nada que ver con nuestros dientes, pero no es así. Una dieta abundante en grasas sanas y naturales es imprescindible no solo para adelgazar, sino también para la salud dental y también para la salud de todo el organismo en general, muy especialmente del órgano que nos da la vida: el hígado. En el organismo todo está relacionado, más a fondo de lo

---

34. Te recomiendo leer al respecto mi libro titulado La Dieta de Vilanova Pro-Metabolismo Hepático, en esta misma editorial.

que parece (holismo). Todas las dietas bajas en grasas congestionan el hígado y ralentizan el metabolismo orgánico, deteriorando la salud orgánica progresivamente. Al revés de lo que la gente -y casi todos los dietistas- piensan, las dietas bajas en grasas ENGORDAN porque colapsan el laboratorio orgánico que es el hígado, enlenteciendo el metabolismo. Por eso, antes de nada, lo primero es señalar aquí claramente que **si no consumimos suficientes grasas, especialmente las saturadas, no podremos absorber los minerales** con los que remineralizar nuestro sistema óseo y dental. Para absorber el calcio también necesitamos digerirlo conjuntamente con las grasas, porque este mineral se absorbe paralelamente, necesitando también la presencia de vitamina D, así como vitamina K2 para conducirlo a su sitio en huesos y dientes.

Varias investigaciones han llegado a la conclusión de que las grasas, y especialmente la de coco, mejoran la absorción de los nutrientes de los alimentos como son las vitaminas, minerales, aminoácidos, etc. Como señala el Dr. Fife, no es casual que el aceite de coco se use por vía parenteral para alimentar a pacientes en estado crítico, ya que promueve una mejoría en la nutrición, ayudando a la rápida recuperación.

Por eso, a mi juicio, si quieres mejorar tu estado alimenticio debes consumir grasas a diario, en una proporción en la que el origen de tu energía provenga en un 35-40% de las mismas. Da igual que sean saturadas, ¡mejor incluso! El mito de que las grasas saturadas son malas es totalmente falso[35], como tantos otros mencionados también aquí. Lo que es malo es no tomar grasas y en su lugar tomar un exceso de proteínas, que es justo lo que mucha gente que pretende adelgazar hace a costa de su hígado. Cada vez hay más estudios que refutan la falacia instaurada en los 60 de que las grasas saturadas son malas y que producen infartos. Ya he explicado en otros libros míos que el verdadero causante de los problemas arteriales, infartos de corazón y cerebrales,

---

35. Un metaanálisis de estudios epidemiológicos prospectivos que abarcó más de 347.000 pacientes mostró que no hay evidencia significativa para concluir que las grasas saturadas en la dieta están asociadas con un mayor riesgo de cardiopatía coronaria o enfermedad cardiovascular. (https://www.ncbi.nlm.nih.gov/pmc/articles/PMC2824152/). Y otro estudio, aún más amplio que el anterior, abarcando a más de 530.000 pacientes, reveló que las pruebas actuales no apoyan claramente las directrices de salud cardiovasculares que fomentan el alto consumo de ácidos grasos poliinsaturados y un bajo consumo de grasas saturadas totales. (https://www.ncbi.nlm. nih.gov/pubmed/24723079).

que tampoco es el colesterol sino el consumo excesivo de proteínas. Los residuos del consumo abusivo de estas tienden a depositarse conjuntamente con el calcio en las capas arteriales, endureciéndolas y formando la placa arterioesclerótica. El hígado envía colesterol a reparar las arterias dañadas, pues con la subida de la presión arterial empiezan a agrietarse, y el colesterol sirve en ellas como de una especie de pegamento protector que evita su ruptura súbita, lo que de otro modo desencadenaría la muerte instantánea. El colesterol en las arterias acude en nuestro auxilio, aunque pocos comprendan esto aún, porque el colesterol en realidad es fundamental para la salud.

El hígado necesita grasas para funcionar correctamente, porque son su combustible y si no se le proveen el hígado funcionará mal, y todo el cuerpo se resentirá. Si no tomamos grasas suficientes cada día, con las que estimular e incentivar el trabajo del hígado, y con ello su vaciado y autolimpieza, este órgano crucial para la salud se detiene, entra en hipofunción y se ve obligado a generar las grasas por sí mismo (aumento de colesterol). Este colesterol cuando se seca en el interior del hígado forma las «piedras» o cálculos de colesterol que atascan tanto la vesícula como el propio hígado. Una gran mayoría de las personas padece de hígado en hipofunción sin saberlo pues sus síntomas son sibilinos y tardíos pues el hígado no duele y pocas veces se lo relaciona pero está en el origen de casi todos los problemas orgánicos, pues influye en todos los demás órganos. Si persiste suficientemente en el tiempo la situación de colapso hepático, el órgano que da la vida (*liver*, en inglés) finalmente se congestionará completamente, deteniéndose y cesando en su trabajo lo cual conduce a muchos problemas de salud, pero el hígado nunca da la cara excepto cuando está muy degradado, por lo que sin duda nos costará encontrar la causa de nuestros males. Todo por seguir una dieta baja en grasas…

La solución por tanto, es empezar a consumir grasa en la proporción indicada y comenzar a limpiar el interior del hígado, siendo esta precisamente una de las funciones que hacen las grasas, ya que son ellas las que provocan la segregación de bilis como respuesta a las mismas. Las grasas no solo nutren, aportan vitaminas y energía, sino que contribuyen a la economía orgánica facilitando la absorción del resto de los macronutrientes y limpiando el hígado. Sin ellas, el motor hepático se «gripa», es decir, se detiene. La ciencia médica oficial actual desconoce que es posible limpiarlo por dentro, siendo esto algo sencillo y bien conocido en cambio por los practicantes de la salud natural. Requiere un método específico el cual describí en el libro *Guía para limpiar el hígado, la vesícula y los riñones*[36], al cual remito al lector para ampliar el tema de la limpieza hepática, que curiosamente fue implementada tal como la conocemos por los médicos de clínicas en Boston durante el primer tercio del siglo XX, pero luego se abandonó porque la cirugía dejaba más beneficios en las clínicas.

Por tanto, si no hay bilis suficiente, debido a la congestión hepática procedente de una dieta baja en grasas, tampoco se absorberá el calcio tan necesario para los dientes y huesos. De ahí que aquellos que no poseen vesícula por habérsela extirpado tempranamente, acabarán antes o después por padecer osteoporosis y descalcificación, y no solo ellos, sino también los que tengan un hígado congestionado y en hipofunción. Si quitamos la grasa de nuestra alimentación haremos un gran daño al hígado, que la requiere en gran medida para fabricar sus jugos. Ello repercutirá en toda la salud notablemente, de diversas y muy variadas formas aún no bien estudiadas, pues la medicina aún no comprende las implicaciones que supone tener un hígado colapsado y congestionado por bilis seca en su interior.

En 1929, el bioquímico danés Carl Peter Henrik Dam, estudiaba el papel del colesterol en la alimentación de los pollos, y los alimentaba con una dieta sin grasas. Al cabo de unas semanas de esta dieta perniciosa –la misma que hoy en día también siguen muchas personas– observó que los pobres pollos presentaban hemorragias, y que estas no desaparecían aunque les añadieran de nuevo grasas a su dieta. Así descubrió un factor de coagulación que denominó vitamina K (*koagulation*). Le dieron el premio nobel por ello, pero curiosamente seguimos sin comprender aún que las dietas bajas en grasas son un auténtico perjuicio para nuestra salud, debido al daño hepático que producen lo cual no me harto de repetir. Por todo esto, para comprender cómo funciona la salud natural lo primero es conocer cómo funcionan las leyes de la Naturaleza, ya que **para la salud, la Naturaleza es siempre la máxima tecnología.** Ese es mi lema y nunca me ha fallado.

Cuando comprendemos que lo que nos da la salud nos quita la enfermedad, empezamos a vigilar los comportamientos —y alimentos— que dan la salud y también los que la quitan. Es un tema que va parejo con la evolución en la consciencia personal, porque a partir de ese momento empezamos a tratar al cuerpo de un modo distinto, más respetuoso

---

36. Editorial Sirio.

conforme al patrón natural. Comer alimentos orgánicos, sin pesticidas ni conservantes, es un paso en esa dirección. Evitar la cocción en la medida de lo posible es otro, para no matar las enzimas que contienen porque ellas nos dan la vida. Sin enzimas no hay salud, y estas se degradan cuando cocemos por encima de 45 °C. De ahí la importancia fundamental de tomar batidos verdes crudos. También los vegetales fermentados contienen muchas vitaminas y minerales difíciles de obtener de otro modo, que nos ayudan a cuidar nuestra salud.

IMPORTANCIA DE LOS ALIMENTOS ORGÁNICOS

Una buena alimentación pro-dentadura debe contener fuentes de calcio y fosfatos ORGÁNICOS y también grasas de origen orgánico. Orgánico tiene varias acepciones, quiere decir que es un alimento cultivado conforme a la sabiduría de la Naturaleza, sin pesticidas ni fertilizantes industriales. También hace referencia a que un nutriente es asimilable por el organismo. Los minerales orgánicos proceden de las plantas, hojas, frutas, verduras, raíces, tubérculos, semillas, etc. Son idénticos a los que conforman nuestro organismo y se unen rápidamente a él con la ayuda de las enzimas.

Ya sabemos que la diferencia entre un mineral orgánico y otro inorgánico es que el primero es asimilable directamente por el organismo, pasando a formar parte de los tejidos (duros o blandos) y el segundo en cambio no se asimila y se expele por vía renal, favoreciendo de paso la presencia de cálculos en el riñón. Tienen efectos sobre el medio plasmático, en la ósmosis celular, tal como sucede con la sal, pero estos minerales inorgánicos nunca se asimilan porque son piedras microscópicas, y lo único que hacen es sobrecargar siempre los riñones. ¡Nadie explica jamás esta diferencia! Por esta razón, tomar preparaciones de hierro, calcio, magnesio... de origen mineral inorgánico, que no han sido hechas a base de plantas, tan solo supondrán una carga para nuestro hígado y nuestros riñones, los cuales tendrán que depurarlas y eliminarlas, sin que se absorban en absoluto. Hay empresas que venden y añaden este tipo de minerales inorgánicos a sus alimentos y/o fármacos, como aquel fabricante de cereales de desayuno que echaba limaduras de hierro a los cereales. No es una broma, puedes ver videos en youtube al respecto, de cómo extraen las limaduras de hierro que contienen. Deberían estar prohibidos estos aditivos, pero la ignorancia reina suprema.

Cuidado por tanto con la comida «chatarra», procesada, refinada... pues algunos creen que el organismo puede hacer como las plantas, que son capaces de asimilar y procesar los minerales inorgánicos directamente del suelo. Pero no es así en absoluto, el cuerpo solo puede asimilar los minerales previamente procesados por las plantas, los llamados orgánicos. Por eso, si queremos minerales ricos en fósforo y calcio tenemos que consumir todo tipo de plantas, frutas y semillas que los contengan y para ello lo mejor es tomar cada día batidos verdes crudos y leches vegetales de semillas donde se hallan abundantemente, sobre todo si proceden también de cultivos «orgánicos», es decir no industriales.

LA MISTERIOSA SUSTANCIA ACTIVADORA DE LA REGENERACIÓN DENTAL

Después de recorrer el mundo buscando el origen de la patología dentaria, el genial dentista Dr. Weston Price comprobó la existencia de un nutriente al que denominó «Activador X», el cual producía un beneficio curativo significativo en los dientes con caries. Comprobó que este principio se hallaba en la mantequilla, y que pudiera ser que fuese una vitamina, pero no alcanzó nunca a identificarlo. Price utilizaba aceite de hígado de bacalao combinado con una dieta nutritiva a base de leche entera, vísceras, frutas y verduras, pero cuando empezó a usar además la mantequilla natural, rica en vitaminas por proceder de ganado que consumía pasto, el salto en las mejorías fue formidable a causa de esta misteriosa sustancia activadora.

A partir de ese descubrimiento, el uso de la mantequilla fue un elemento clave en su protocolo anti-caries. Las caries activas comenzaron a remitir, la dentina empezó a regenerarse y también el esmalte. La remisión de 42 cavidades que una niña de 14 años tenía en 24 dientes fue un caso de espectacular curación, tras siete meses tomando cápsulas de aceite de hígado de bacalao a razón de tres veces al día, más el Activador X[37] de la mantequilla. Price sabía que existía una variación en la concentración de este activador según fuese el origen de la mantequilla, por ejemplo, abundaba en la procedente de vacas que pastaban en prados verdes que son ricos en vitamina K, y especialmente si el forraje era hierba de trigo, que es lo que producía la mayor cantidad de este factor X desconocido. La calidad del suelo, por abundancia de sus minerales, también se comprobó que era un factor propiciador.

---

37. http://www.healingteethnaturally.com/vitamin-k2-dr-weston-price-activator-x.html#4

Así el Dr. Price llegó a la conclusión de que el Activador X era sintetizado por animales a partir de un precursor que se hallaba en la hierba, especialmente en la hierba de trigo, sobre todo cuando esta crecía en tierras ricas en minerales. Se hallaba también en grasas, vísceras y leche animal, y este activador trabajaba sinérgicamente con la vitamina A y D. Además, estaba inversamente relacionado con la incidencia de enfermedades del corazón y los vasos, pues su ausencia las promovía mientras que su presencia las prevenía. Por último, el Activador X parecía tener una función crucial en la utilización y movilización de los minerales dentro del organismo, organizando el calcio y el fósforo en los dientes y en los huesos, llevándolo desde allí también a los tejidos blandos, vasos y riñones.

Bien, pues hoy en día ya conocemos esa sustancia misteriosa que Price llamó activador X y que utilizaba para sanear las caries. Se trata de la vitamina K2. Esta desconocida vitamina se sintetiza a partir de la vitamina K por todos conocida (K1 o filoquinona), que se halla en los vegetales de hoja verde y por supuesto en la hierba que consumen las vacas. Pero recientemente se ha descubierto que la vitamina K1 no solo interviene en la coagulación de la sangre, sino que hay un subtipo de esta, denominado K2 (menaquinona), que se encarga especialmente de la regulación del calcio en el organsimo. Esta vitamina empieza a ser ahora conocida, aunque aún no se ha puesto de moda socialmente, pero lo hará pronto, tal como ha pasado antes con otros nutrientes relevantes, que finalmente terminan dando el salto al gran público. ¿Por qué? Porque es una vitamina que previene y evita la aparición de la osteoporosis o descalcificación ósea. Pero de paso también previene la aterosclerosis o endurecimiento de las arterias, que es el origen de patologías gravísimas como los infartos de miocardio, infarto cerebral (ACV), hipertensión, etc.

Un estudio realizado en Rotterdam[38] en 2004 fue el primero que reveló el efecto beneficioso de la K2, demostrando que las personas que consumen 45 mcg/día de la misma viven de media siete años más que los que toman solo 12 mcg/día. También comprobaron que la ingesta de K2 o *menaquinona*, estaba inversamente relacionada con todas las causas de mortalidad, entre ellas también un menor riesgo de enfermedad coronaria.

---

38. http://jn.nutrition.org/content/134/11/3100.full

La K2 se halla en la leche, mantequilla, vísceras y grasas animales, porque es liposoluble y por tanto se acumula en la grasa animal. Actúa conjuntamente con la vitamina A y la vitamina D, activando y fabricando proteínas como la *osteocalcina* que se encargan de depositar calcio en los huesos y dientes. Pero con la ventaja de que la K2 evita que el calcio se deposite donde no debe, es decir, en las arterias (dando lugar a placas de arterioesclerosis), el corazón (infartos), o los riñones (cálculos renales). Esto es algo que la mayoría de las personas aún desconocen, pero resulta fundamental saberlo para promover la salud de nuestros huesos y dientes.

Por tanto, ahora sabemos que la vitamina A y D trabajan sinérgicamente con la vitamina K por la salud ósea. Todas ellas son liposolubles y a su vez se componen de otras sub-vitaminas más específicas. Mientras la vitamina K1, la filoquinona, va directamente al hígado para ayudar a mantener la coagulación correcta en la sangre, su vitamina hermana, la vitamina K2 o menaquinona, no va directamente al hígado sino a los tejidos, dientes, huesos y paredes de los vasos sanguíneos para extraer el calcio allí depositado. Aunque la menaquinona es una vitamina proveniente de alimentos de origen animal, también es producida por nuestras propias bacterias intestinales, de ahí la importancia de tomar fibra y tener una flora intestinal saneada.

En resumen, la función de esta vitamina K2 es muy relevante porque consiste en transportar el calcio de la dieta a los dientes y huesos, eliminándolo también de los sitios donde no debe estar como son arterias y tejidos. Esta calcificación de las arterias es conocida como ateroesclerosis y produce estrechez de la luz de los vasos sanguíneos, dando lugar a todo tipo de patologías circulatorias (infartos de miocardio, infarto cerebral o accidentes cerebro vascular, cálculos renales…). Por ello, si optas por tomar suplementos de calcio con vitamina D, en lugar de beneficiarte puedes estar haciendo que la sobredosis de este se deposite en sitios incorrectos, por ausencia proporcional de vitamina K2 con respecto a ellas. Es una paradoja el hecho de que los médicos te receten suplementos de calcio, por ser bueno para los huesos, y que en vez de depositarse en ellos el calcio vaya a depositarse en las arterias o el corazón, endureciéndolos y dando lugar a infartos cerebrales y cardíacos.

A esta intervención humana se la conoce como «**la paradoja del calcio**»[39], pero la culpa no es del calcio, sino de su uso médico inadecuado así como del desconocimiento de la importancia del déficit de K2.

Existen estudios que revelan claramente que, si no tomas suficiente vitamina D y K con tu alimentación, el calcio no se depositará en los huesos, sino en los tejidos blandos mencionados. Todo esto quiere decir que si necesitas suplementar vitaminas y minerales como el calcio lo ideal es hacerlo primeramente mediante la alimentación sana y natural, porque la relación de proporcionalidad entre los mismos los hará más biodisponibles para el organismo, sin alcanzar los peligros de la sobredosificación. Y significa que además de vitamina deberás tomar suficiente vitamina K2, porque no solo interviene en movilizar el calcio para colocarlo en huesos y dientes, sino también en varios otros procesos estructurales.

Hablé sobre el hecho de que la vitamina K2 mueve el calcio alrededor del cuerpo. Pero otra de sus funciones principales es activar las proteínas que controlan el crecimiento celular. Eso significa que la vitamina K2 desempeña un papel muy importante en la protección contra el cáncer. Cuando nos falta vitamina K2, estamos en un riesgo mucho mayor de osteoporosis, enfermedades cardiacas y cáncer. Y estas tres enfermedades solían ser relativamente poco comunes. Durante los últimos 100 años, debido a que hemos cambiado la manera de producir nuestros alimentos y la forma en la que comemos, estas enfermedades se han vuelto bastante comunes.

— *Dra. Rheaume-Bleue*

El cáncer es ya la primera causa de muerte por enfermedad en el mundo, y la vitamina K2 ayuda a evitar la proliferación de las células cancerígenas, lo cual nos revela su enorme importancia. La vitamina

---

39. Como señala la Dra. Kate Rheaume-Bleue en su libro *La vitamina K2 y la paradoja del calcio: ¿Cómo una vitamina poco conocida podría salvar su vida*: mientras millones de personas toman suplementos de calcio y vitamina D pensando que están ayudando a sus huesos, la verdad es que sin la adición de vitamina K2, tal régimen de salud podría resultar peligroso. Sin vitamina K2, el cuerpo no puede dirigir el calcio para los huesos donde se necesita. En cambio, si el calcio reside en el tejido blando (como las arterias) es inductivo a una combinación de la osteoporosis y la aterosclerosis. Es la temida «paradoja del calcio».

K2 es de origen bacteriano y se presenta a su vez en varios subtipos que podemos encontrar acumulados en las grasas procedentes de animales que hayan sido alimentados con pasto natural y en libertad, no así en los animales de granja alimentados con pienso. Por ejemplo: paté de ganso (369 microgramos/100 g), yema de huevo (32 mcg/100 g), mantequilla (15 mcg/100 g), leche entera (1 mcg/100 g). Estos contienen la forma denominada MK-4.

Sin embargo, bajo la fórmula de MK-7 la hallamos también en algunos alimentos fermentados como el *natto*, en el cual su presencia es elevadísima (1.103 mcg/100g), y el chukrut (4,8 mcg/100 g), queso Gouda (75 mcg/100 g), es decir, sintetizada tras una fermentación láctica.

Esto último es una excelente noticia para los veganos que no tendrían que recurrir a una fuente animal para tener sus dientes sanos con ayuda de la K2 sino a los fermentados de soja. Nuestra flora bacteriana intestinal la produce también, en una cantidad que se desconoce por el momento, por lo que en cualquier caso es bueno combinar las fuentes de K2 y tomar abundante fibra para ayudar así a la flora intestinal en su trabajo y que no tengamos déficit. Esta vitamina es muy escurridiza, e incluso siguiendo una dieta omnívora y de base animal, no parece ser suficiente su cantidad en la actualidad, seguramente por el tipo de alimentación que llevan los animales. También es debido al desgaste de los suelos, que termina por afectar a la calidad del pasto y por tanto al descenso en la síntesis orgánica de la misma. Los animales de crianza en la actualidad no comen alimentos orgánicos, sino piensos de dudoso origen o soja modificada genéticamente, y por tanto no sintetizan vitamina K ni tampoco la acumulan ya en sus grasas y leche. Recuerda la enfermedad de las «vacas locas» (enfermedad bovina espongiforme o síndrome de Creutzfeldt-Jakob), cuyo cerebro se volvía como una esponja con agujeros, porque para aumentar el rendimiento proteico de la leche, las alimentaban con ¡pienso hecho a base de carne de otros animales! Así de ignorantes son los humanos en materia alimenticia...

La cantidad diaria recomendada de K2 no está clara aún, pero algunos expertos[40] hablan de unos 45-100 mcg/día, para que tenga efecto terapéutico. Esto supondría tomar mucha mantequilla, más de medio kilo al día, por lo que durante un tiempo al menos puedes suplementar con

---

40. Uno de los mayores investigadores en el campo de la vitamina K, el Dr. Cees Vermeer, recomienda entre 45 mcg y 185 mcg al día para los adultos.

preparaciones específicas de laboratorio, aunque todo esto no está muy claro aún. Sin embargo, te diré hay algunas preparaciones de MK-4 de farmacia que son vitaminas sintéticas extraídas del ¡tabaco! Tardan mucho más tiempo en hacer efecto y no tengo claro que estos productos ayuden con el objetivo, porque su efecto desaparece en pocas horas, y hay que tomarlas muy a menudo. Si compras suplementos asegúrate al menos que la vitamina K proceda de fuentes bacterianas como el *natto*, y que vaya acompañada si es posible de vitamina D3 con la que trabaja conjuntamente. Todo esto deben especificarlo en el envase, por lo que busca suplementos de Vitamina D3+K2.

Las poblaciones orientales, conscientes de las ventajas de los fermentados para su salud, consumen mucho *natto* a partir de la soja fermentada, y por eso mantienen una salud ósea y dental envidiable, además de cutánea. El problema es que el *natto* es un producto difícil de conseguir en Occidente, y su sabor es terrible, o peor aún. Estudios japoneses demostraron que la K2 no solo revierte la osteoporosis sino que aumenta la masa ósea, siendo un fermentado muy beneficioso, pero es difícil de encontrar en la cultura occidental; sin embargo, en algunos restaurantes japoneses se puede encontrar para consumir.

Por tanto, aparte de mantequilla orgánica que usaba el Dr. Price, yo os recomiendo consumir 100 gr diarios de ¡queso Gouda! ¿Por qué? Porque tiene muy buena proporción de K2 (dosis terapéutica) y si lo alternamos con otros alimentos ricos como los huevos de gallinas en libertad, o la citada mantequilla de origen orgánico, procedente de leche de vacas que consuman pasto verde, tendremos suficiente K2 para combinarla con vitamina D y calcio, garantizando así nuestra salud ósea y dental. Los cultivos fermentados del queso Gouda producen mucha vitamina K2, aunque la leche no sea procedente de pastos verdes, ya que son las bacterias la que la sintetizan durante la fermentación. Por supuesto, si la leche es procedente de pastos verdes, tendrá más vitamina K1 y nos proporcionará aún más K2 tras la fermentación quesera. Por tanto, consumir 100 gr de este queso al día nos dará una dosis terapéutica por sí sola, siendo fundamental para los niños en crecimiento.

No todos los fermentados dan vitamina K2 porque depende del tipo de bacteria láctica que interviene en el proceso. Parece ser que también el queso Edam y el Brie la contienen en elevadas proporciones, pero no así otros fermentados lácteos. Los yogures por ejemplo casi no la contienen, ni el *Tempeh* o el *Miso*. Sí el Kéfir en cambio. Como se sintetiza en el colon, debemos tomar Kéfir para poseer abundantes bacterias intestinales, de tal modo que nos ayuden a sintetizarla por nosotros mismos. Recuerda que, aunque es una vitamina liposoluble, es decir que se acumula en las grasas del organismo, a la vitamina K2 no se le conoce toxicidad, acaso por su presencia mínima en los alimentos, así que puedes consumirla sin problemas de fuentes alimentarias, pero si usas suplementos la cosa cambia y puedes padecer hipervitaminosis. La reacción individual es diversa, y siempre por eso es mejor no actuar sobre el equilibrio orgánico de vitaminas y minerales sin estar en manos de un experto en salud natural, que probablemente te dirá que uses los alimentos como fuente básica de nutrientes.

Quizá aparte del Activador X, aún existan más sustancias que intervienen en la asimilación del calcio y que aún nos son desconocidas, así que lo ideal es combinar muchos alimentos y cocinarlos poco (o nada), pues todo en el organismo revela un equilibrio que supera siempre a los descubrimientos científicos. Ni hoy lo sabemos todo, ni antes se sabía tan poco como algunos creen. Por tanto, para mantener una buena salud dental necesitamos consumir alimentos que tengan:

• Vitaminas C, D y K2
• Calcio
• Silicio
• Magnesio
• Fósforo
• Potasio

CHUKRUT Y OTROS VEGETALES FERMENTADOS

Siguiendo con los fermentados, mucho antes de que los lactobacilos acidófilus y otros probióticos se comercializasen, la cultura alimenticia ancestral ya los cultivaba de modo artesanal en forma de alimentos fermentados. El pan, el yogur, el vino o el queso son algunos de estos alimentos mejorados mediante la fermentación bacteriana.

Pero hay más alimentos que podemos utilizar para nuestro provecho, entre ellos el chukrut hecho con repollo, característico de la cultura germana. Los alimentos fermentados tienen un sabor entre salado y agrio, pero lo más importante no es el sabor sino sus virtudes nutricionales, dado que están llenas de enzimas y bacterias probióticas que cuidan y mejoran nuestra salud intestinal. Lo mismo sucede con los alimentos germinados.

Los intestinos son las raíces de los seres humanos, pues al igual que las plantas, son el lugar por donde nos alimentamos. Las culturas tradicionales han usado la fermentación de los alimentos para prolongar la vigencia en el consumo de estos durante más tiempo o en épocas de escasez, manteniéndose sus virtudes de uso durante milenios, pero ahora la tecnología parece que quiere sustituir su uso por otras condiciones de conservación. Pero procesar los alimentos impide que nos beneficiemos de la antigua costumbre de fermentar las frutas, verduras, cereales, leche... por eso, lo ideal es seguir acudiendo a esta manera de conservar los alimentos que realmente los convierte en unos superalimentos. En ellos, las bacterias utilizadas se alimentan del azúcar o almidón, mientras liberan vitaminas y enzimas beneficiosas para nuestro organismo y el alimento es predigerido.

El alto consumo de azúcares industriales y alimentos procesados está conduciendo a muchas personas a padecer patologías graves por superpoblación de hongos como la cándida y otras bacterias patógenas, que disminuyen la flora o biota saludable. Estos probióticos fermentados mejoran la absorción de minerales, colaboran en la producción de vitamina B y K2, mejoran el sistema inmunitario, previenen el cáncer y otras patologías como diabetes, obesidad, acné... además de mejorar el ánimo y generar bienestar orgánico. Son quelantes y desintoxicantes, y contienen más bacterias beneficiosas que muchos suplementos de probióticos.

Por eso, los alimentos fermentados como el chukrut o el kéfir promueven la buena digestión gástrica e intestinal. Con solo tomar dos cucharadas antes de la comida y la cena llegará para que cualquiera de ellos regule tu digestión gastrointestinal. También puedes usarlos como acompañamiento en las comidas o añadirlos a tus batidos verdes crudos. Algunas personas refieren que sus gases y digestiones intestinales han mejorado notablemente con esta sana costumbre de añadir alimentos fermentados ocasionalmente. La presencia de bacterias probióticas en los alimentos fermentados puede corregir las bacterias perniciosas, las diarreas y ciertos problemas intestinales como el síndrome del intestino irritable.

El chukrut lo puedes comprar en tiendas ecológicas e hipermercados, o bien fabricar en tu casa. Hay numerosos videos e información en internet para prepararlo en tu casa. El problema de comprarlo envasado es que ha sido pasteurizado, con lo que sus enzimas y bacterias beneficiosas están muertas, quedando solo los minerales y la fibra. Por eso lo ideal es prepararlo en casa o comprarlo artesanal.

El *sauerkraut* o chukrut contiene bacterias que aumentan nuestras defensas, mejoran la digestión y favorecen la absorción de nutrientes. Entre sus propiedades el chukrut es rico en vitaminas A, B1, B2 y C, y nos aporta minerales como el calcio, el hierro, fósforo o el magnesio. Es rico en enzimas que catalizan cientos de reacciones químicas, aportando salud y bienestar al organismo. Mejora dolencias como la artritis o el ácido úrico porque es depurativo. La col fermentada ayuda al funcionamiento del hígado y del páncreas, así como al sistema inmunitario. Recuerda enjuagarte tras tomarlo pues es un alimento bastante ácido.

EL MITO DE LOS LÁCTEOS Y EL CALCIO

Casi todos los alimentos contienen cierta cantidad de calcio asimilable, pero es interesante conocer cuales contienen más cantidad. El mito de que los lácteos tienen mucho calcio ha sido implantado en la mayoría de los cerebros occidentales desde el nacimiento hasta la tumba. Pero no es exactamente así, pues es un calcio que no se asimila tan fácilmente. Afortunadamente, internet está cambiando muchas leyendas urbanas como la de que el ser humano necesita amamantarse durante toda su vida con leche animal. Esto no solo no es necesario, sino que es peligroso para tu salud porque los lácteos contienen hormonas que hacen proliferar el tejido mamario de las mujeres dando lugar a cáncer de pecho y de próstata en hombres. El caso de la científica Jane Plant es paradigmático en todo este mito de la necesidad del consumo de lácteos. Tras aparecerle numerosos tumores de pecho esta británica, doctora en química, investigó por qué las mujeres orientales no tienen cáncer de pecho y pronto comprobó que era porque en su cultura no toman lácteos. Entonces dejó de tomarlos y pronto su cáncer desapareció. Te recomiendo la lectura de *El Estudio de China*, realizado por tres relevantes universidades (Cornell, Harvard y Academia Médica de China), y que es el estudio de alimentación más largo jamás efectuado. Duró veintiséis años, y demuestra cómo los lácteos industriales que consumimos en Occidente nos están matando o destrozando la salud. Puede ser que la leche contenga mucho calcio, pero ese calcio no se absorbe fácilmente, por lo que en gran medida se excreta a nivel renal ya que su molécula es muy grande e inasumible para el organismo humano. O sea, que encima ¡nos sobrecarga el riñón! El calcio de la leche no es fácilmente asimilable y encima algunos fabricantes le añaden más calcio mineral (leches suplementadas con calcio) que es inorgánico y no asimilable. No solo endurece este calcio los tejidos y articulaciones, sino que de paso que nos atasca y vuelve rígidas las arterias. Hasta la Universidad de Harvard reconoció que debemos bajar el consumo de lácteos, disminuyendo notablemente la dosis hasta hace poco recomendada.

El Dr. Hiromy Shynia[41], inventor de la colonoscopia, decía que los que consumen lácteos, y muy especialmente yogures, tienen siempre el intestino en pésimo estado, siendo los lácteos lo primero que les retiraba cuando llegaban a su consulta. Tras ver más de 300.000 intestinos gruesos por dentro, decía que el colon de todos aquellos que abandonaban los lácteos y yogures se recuperaba siempre a la perfección.

Por tanto, no hay que tomar nunca más leche del supermercado y sí en cambio algunas leches vegetales hechas en casa, como es la leche de almendra, tal y como recomiendo en mi libro *La dieta de los batidos verdes crudos*, pues estas leches y batidos de vegetales crudos contienen numerosos minerales orgánicos, y también abundante calcio y fósforo para los huesos y los dientes. Si la leche es orgánica, adquirida directamente a productores, con garantía de que consumo de pastos verdes y tomada moderadamente, puede ser un buen alimento clásico. El problema deriva del exceso de consumo, de la industrialización y la alteración durante el manufacturado y el exceso de hormonas y antibióticos con que tratan a los animales. La mejor es la de cabra, que es la mas parecida a la humana.

Por eso, para asimilar fosfatos y calcio para los dientes no hace falta tomar abundantes lácteos, sino que hay que comer alimentos con mucho calcio fácilmente asimilable como son los siguientes:

• **Hierba de trigo.** Contiene once veces más calcio que la leche y de la mejor calidad que existe.

• **Sésamo.** Contiene por cada 100 gr un 97% de la cantidad diaria recomendada.

• **Nueces.** Contienen por cada 100 gr un 26% de la cantidad diaria recomendada para niños en crecimiento de cuatro a ocho años, que son quienes más lo necesitan.

• **Almendras.** Contienen el 24% de la cantidad diaria recomendada.

• **Higos secos.** Contienen el 19% de la cantidad diaria recomendada.

• **Amaranto.** Contienen el 16% de la cantidad diaria recomendada.

• **Brécol.** Contienen el 5% de la cantidad diaria recomendada.

• **Naranjas.** Contienen el 4% de la cantidad diaria recomendada.

---

41. Autor del bestseller mundial *La enzima prodigiosa*.

• **Chía**. Rica en todo tipo de minerales incluido el calcio.
• **Zanahoria y remolacha**. Ricas en fosfatos, magnesio, calcio…

Tomar suplementos de calcio puede ser importante para aquellas personas que no llevan una dieta que le suministre suficiente aporte diario o bien para los que quieran reponer urgentemente el calcio dental por manifestar sensibilidad en los dientes, que es la prueba de que están siendo agredido el esmalte. Pero debe ser un calcio orgánico, es decir asimilable, procedente de plantas como ya sabemos. En ese caso, búsquese un laboratorio que utilice plantas para preparar el suplemento de calcio en sus productos, de tal modo que sea un calcio orgánico. La casa *Salus* tiene diversos preparados de minerales orgánicos de origen vegetal, pero yo te recomiendo mejor que sean tus alimentos vegetales la fuente principal de tu ingesta de calcio. Además, tendrás que aumentar también la suplementación diaria de vitamina K2 (MK-4 y MK7), porque si no el calcio te calcificará las arterias y tejidos en lugar de los dientes y huesos. Esta vitamina que Price llamaba Activador X ya he explicado que es como el taxista que transporta el calcio a su sitio.

¿Sabías que el chocolate y el cacao[42] son muy buenos para remineralizar los dientes? Es gracias a los minerales reparadores del esmalte y de la dentina que contienen, más concretamente el magnesio y el fósforo. No son buenos en cambio el azúcar, ni tampoco la leche, presentes en el chocolate con leche y azúcar. El chocolate natural es amargo, y cuanto más puro y sin azúcar (ni edulcorantes) mejor para los dientes. Tómalo puro al 90% al menos, pues así contiene fósforo, magnesio, hierro, potasio, zinc, cobre (que ayuda a absorber el hierro), manganeso, vitaminas A, B1, B2, B3, C, E, acido pantoténico, tiamina y riboflavina, cafeína, teobromina y taninos, antioxidantes naturales, etc. Y son minerales «orgánicos», es decir rápidamente asimilables. Por eso, recuerda tomarlo negro y lo más puro posible, sin edulcorantes ni leche, y te ayudará a corregir la sensibilidad dental y las caries.

---

42. Algunos estudios han demostrado que la teobromina del cacao remineraliza y repara la dentina mejor que cualquier pasta con fluoruro. La crema dental más elegante del mundo, llamada *Theodent 300* contiene extractos de granos de cacao como ingrediente principal en su fórmula patentada llamada Rennou. (theodent.com).

BATIDOS VERDES CRUDOS

Tomar cada día batidos verdes crudos[43] nos aportará los nutrientes que precisamos, así como las enzimas y minerales que requiere nuestra salud dental. Sin enzimas nada funciona, pero estos fermentos mueren cuando los cocinamos por «encima» de 45 °C. Por tanto, al cocinarlos estamos matando el principio vital de los alimentos, el cual se haya en sus enzimas. Las enzimas son unas proteínas que aceleran las reacciones metabólicas y que en gran medida deben ser aportadas por la dieta. Si no las ingresamos con los alimentos, obligamos al hígado a fabricarlas a partir de sus propias fuentes enzimáticas acumuladas, lo que el Dr. Hiromy Shynia denominó la «enzima prodigiosa», o también la enzima madre. Este déficit en el aporte enzimático externo termina por agotar nuestra salud y perjudicar al equilibrio orgánico, derivando en progresivas enfermedades de todo tipo. Por tanto, ingerir alimentos procedentes de plantas, frutas y semillas crudas, así como alimentos fermentados, es la mejor garantía de que obtengamos los nutrientes que necesitamos para mantener y prolongar nuestra salud.

No hay mejor laboratorio que el de la madre Naturaleza y debemos recurrir a las fuentes naturales que ella nos ofrece por doquier, para cuidar nuestra salud poniéndonos en armonía con ella. A la Naturaleza se la vence sometiéndose a sus leyes, y conocerlas bien es el corpus académico de la naturopatía. Afortunadamente, ahora hay mucha «info» en la red de redes que nos dará numerosas pistas para comenzar a ilustrarnos a este respecto. También puedes ver en la red muchos tipos de batidos que puedes confeccionar cada día para ti y los tuyos. Los batidos que yo hago son muy sencillos de preparar y os servirán de idea inicial para preparar los vuestros. Se componen de una verdura verde cruda y bien lavada, a la que añadimos una fruta tan solo para dar sabor, y agua. Normalmente uso espinacas que tienen un buen sabor con fruta dulce o ácida, pero no ambos tipos de fruta. Por ejemplo, espinacas con zumo de naranja dan un rico batido ÁCIDO, lleno de vitaminas y minerales para niños y mayores. Otro día uso espinacas con dos plátanos y agua, que es un batido DULCE. También las preparo con zanahorias o jugo de zanahoria, formando así un cóctel supersaludable. Las espinacas son una maravilla de la Naturaleza y combinarlas con zanahorias es una de las mejores opciones para remineralizarnos a tope. Todos los vegetales de hoja verde son ricos en clorofila que es una molécula casi igual a la hemoglobina de la sangre.

---

43. Ver libro del autor: *La dieta de los batidos verdes crudos*, editorial Sirio.

Lo único que diferencia la clorofila de la sangre es el átomo central de magnesio (Mg) de la clorofila con el de hierro (Fe) de la sangre. Por eso, tomar clorofila regenera muy rápido la sangre.

Tomar verduras verdes crudas a diario, matizando su sabor con fruta nos dará muchos beneficios a la salud. Puedes usar verduras tales como: espinacas, acelgas, col rizada (kale), canónigos, berros, apio, brécol, repollo, lombarda, etc. Les añades una fruta dulce o bien una fruta ácida, o también jugo de zanahoria o remolacha. Por ejemplo, las espinacas tienen más calcio que la leche y son ricas también en muchos otros minerales como magnesio, ácido fólico, hierro y vitaminas A, C y K. La presencia de ácido oxálico limita la absorción de algunos de ellos como el hierro, pero tan solo si las cueces. Por eso te recomiendo tomarlas poco hechas, y siempre mejor al vapor o aún mejor, tomarlas ¡crudas! Así el ácido oxálico no precipita y se absorben todos sus minerales fácilmente y sin problemas para el riñón por la precipitación del oxalato. Si las mezclas con zanahorias tendrás una fuente magnífica de minerales para la salud ósea, y obtendrás numerosos beneficios para tus huesos y dientes, tus articulaciones y tu salud general.

Pero hay un problema que muchos desconocen. Si no consumes grasas conjuntamente con los vegetales, la absorción de los minerales y principios nutritivos de estos será mucho peor. Sucede con el calcio, pero también con resto de minerales, aminoácidos, enzimas... Las grasas, especialmente las saturadas, y muy especialmente las de cadena media del aceite de coco, no solo facilitan, sino que multiplican la absorción de los minerales presentes en los batidos verdes crudos, así como en el resto de los alimentos. Por eso, lo ideal es añadir cada día una cucharadita de aceite de coco a los BVC. A falta de este, podéis usar mantequilla o aceite de oliva, pero las grasas saturadas ayudan más y mejor, al revés de lo que nos han contado. Hay cada vez más estudios que revelan esto, porque las grasas saturadas no afectan negativamente a la salud y en cambio, sí lo hacen muy positivamente- Como siempre señalo, lo que produce los infartos y arterioesclerosis no es el colesterol sino el consumo excesivo de proteínas.

Además, con este sistema podrás llevarte el batido contigo a la montaña, la playa, o simplemente llevarlo como un tentempié para el descanso deportivo, o como un alimento de media mañana en el trabajo, en vez de recurrir al clásico café o a la bollería industrial. Consumiendo batidos verdes crudos preparados por ti fácilmente en casa te estarás hidratando, aportando enzimas, vitaminas, minerales y fibra. Nunca algo tan simple de preparar resultó tan eficaz, y tu salud te lo agradecerá especialmente si le añades un poquito de aceite de coco.

MELAZA COMO ENDULZANTE

Mucha gente no puede renunciar a lo dulce en su vida, por eso en lugar del azúcar es mejor utilizar melaza como endulzante. La melaza es un residuo de la cristalización del azúcar, pero es mucho menos pernicioso que éste, y contiene numerosos minerales orgánicos. Por eso, el uso de melaza tiene otras grandes propiedades, aparte de endulzarnos los postres en lugar del pernicioso azúcar, entre ellas, la de ser una gran fuente de minerales y oligoelementos como son el calcio, magnesio, potasio, hierro... los cuales son asimilables y alcalinos, es decir, que contrarrestan la acidez orgánica. Hay quien le atribuye por esta razón a la melaza la propiedad de devolver el color original al cabello canoso. Este mismo argumento se dice también de la hierba de trigo, siendo sus seguidores -yo el primero- unos convencidos de las inmensas virtudes que para el organismo supone aportar tantos minerales como están presentes en el jugo de esta hierba maravillosa y también en la de alfalfa, y en general, en todos los germinados.

Si no renuncias a comer cosas dulces, las cualidades de la melaza deben ser aprovechadas para remineralizarse de modo natural, y puedes añadirla en lugar del azúcar a la leche vegetal, los yogures vegetales, o también para hacer postres más sanos y naturales.

AGUA

Ten cuidado con los alimentos ácidos pues son los que hacen daño a tus dientes. Se sabe que los ácidos pueden disolver incluso el hierro o destruir metales, así que imagínate lo que pueden hacerle a tus dientes. Una gran mayoría de la gente no sabe que los ácidos pueden disolver nuestros dientes, y también los huesos. Por eso, es muy importante enjuagarse bien la boca después de comer, para así neutralizar la acidez de algunos alimentos, especialmente las frutas. La salivación también nos ayudará a contrarrestarlos, pero solo si es lo suficientemente alcalina y abundante.

El agua, ingerida conjuntamente con las comidas no favorece la digestión, sino al revés, la retarda y detiene porque diluye y enfría los jugos del estómago. Es mejor tomar agua siempre media hora antes de comer, al igual que los batidos verdes crudos, para así ayudarnos a preparar la próxima comida.

¿Cómo saber si estás bien hidratado? Si no bebes al menos dos litros de agua al día puede que estés mal hidratado. Si vives en climas cálidos, esa cantidad puede duplicarse. Y si comes alimentos precocinados, procesados, ricos en sodio también vas a necesitar más cantidad de agua. Tu saliva es más espesa cuando estás mal hidratado, y su volumen diario es inferior a lo normal, que es entre uno y dos litros al día. Cuando tus circuitos de riego internos llevan poca agua, se producen atascos que reciben ciertos nombres técnicos en la nomenclatura médica. Por ejemplo, si estás mal hidratado tu circulación se verá estancada en parte, y tendrás mayor propensión a padecer ictus, accidentes vasculares cerebrales, isquemias y embolias cerebrales, infartos cardíacos, cálculos biliares y cálculos renales... Todas estas patologías son meros atascos mecánicos de tus fluidos corporales, y es así nos componemos en un 70% de agua. Pero con los años esa proporción disminuye notablemente, dando paso a lo que denominamos vejez. La vejez es un estado de sequía crónica y deshidratación orgánica, la cual cursa normalmente con la pérdida del instinto de la sed. Las personas mayores no beben, sobre todo porque siguen confiando en su instinto de la sed como mecanismo regulador de su hidratación, lo cual es un grave error con notables repercusiones. La sed es un instinto que se pierde por falta de estímulo, ya que cuanto menos bebemos menos sed tenemos. Este es un círculo vicioso que nos conduce con el tiempo a la tumba. El cuerpo entiende que no hay agua y entra en modo ahorro, y el aviso de la sed desaparece. Por eso hay que beber, porque se incentiva el instinto, ya que necesitamos estar bien hidratados para mantener la salud. Pocos mayores lo comprenden, de ahí las tasas de accidentes vasculares e hipertensión.

Beber agua (solo agua) limpia el riñón y evita sus patologías, pero también limpia la sangre, promueve la digestión, corrige el estreñimiento que es una patología corriente en las ciudades donde la vida sedentaria hace estragos. La deshidratación mata más personas que el cáncer, el corazón y la carretera juntos, pero no se la considera una enfermedad sino solo un hábito o estilo de vida. Esfuérzate por beber y tomar al menos dos litros cada día de agua pura, filtrada con filtro de ósmosis inversa. Bebe agua de baja mineralización, porque los minerales inorgánicos no son asimilables como he repetido muchas veces. Bebe solo agua y ganarás tiempo, dinero y salud.

Si el agua te resulta fría en invierno y poco apetecible, caliéntala un poco en un cazo (nunca en microondas) hasta que la tomes fácilmente y a gusto. Verás que así se consume mejor, pues hay lugares donde es muy fría, resultando un tanto difícil de beber si no se calienta algo.

Quizá tomes infusiones, pero las plantas muchas veces hacen perder más agua de la que aportan, así que ten cuidado con las infusiones, especialmente todas las indicadas para el riñón, ya que son todas diuréticas y deshidratantes. Con ellas hay que beber ¡aún más! Sucede igual que con los refrescos comerciales, que deshidratan y nos obligan a beber más agua. El alcohol, el café y el té hacen lo mismo, deshidratan, porque son diuréticos. Si los tomas, bebe más de lo que sueles hacer habitualmente.

Como en todo, hay excepciones. Si comes mucha fruta y verduras, caldos, etc puede que necesites menos de la cantidad indicada. También si tienes un cuerpo muy «yin», con retención líquida y edemas, por un lento metabolismo. En ese caso, puedes ahorrarte beber agua hasta que lo pida tu instinto. En resumen, hidrátate correctamente, porque te va la vida en ello.

ALGAS

Las algas son ricas en minerales de todo tipo y en micronutrientes orgánicos, mucho mejores que cualquier pastilla de laboratorio. Hay diversas variedades de estas y la cocina japonesa se ha especializado en ellas, atribuyéndoseles múltiples beneficios para la salud. Al ser los terrenos oceánicos vírgenes, no estando degradados por la mano del hombre ni por sobrecultivos durante eras, las algas que crecen a partir de ellos multiplican sus nutrientes. Un aspecto interesante de las algas es su alto contenido en yodo, el cual ayuda al cuerpo a desintoxicarse del exceso de flúor, e incluso parece que también de mercurio, entre otros metales. Hay estudios que revelan que el aumento en la ingesta de yodo mejora la salud dental y hace desaparecer las caries.

Pero hay que conocer su origen, pues son capaces de acumular también los metales pesados en sus paredes celulares, de modo que tienen que proceder de territorios limpios y a salvo de contaminación industrial. Por tanto, cuando las compréis, aseguraos de que provienen de áreas libres de contaminantes y que tengan controles de calidad al respecto, como por ejemplo de Galicia, mi tierra. Aquí los mares y rías son ricos en todo tipo de seres vivos por la calidad y el frío de sus profundas aguas. Las algas son de calidad óptima y hay empresas como Porto-Muiños y Algamar que las envasan con calidad estricta.

Hay diversos tipos de algas como kombu, nori, agar-agar, wakame, fucus vesiculosus, espagueti de mar, dulse, alga «musgo», etc. Suelen venir deshidratadas, por lo que hay que ponerlas en remojo previo de agua con sal o bien incorporarlas directamente a guisos. Todas ellas son ricas en yodo, especialmente la kombu, y con muy pocos gramos de cualquier tipo de alga tendrás docenas de veces la cantidad mínima diaria de yodo requerida. Además, las algas contienen ácidos grasos omega 3, son ricas en fibra, proteínas, clorofila y todo tipo de minerales como calcio, hierro, yodo, magnesio... Las algas se pueden comer crudas sobre ensaladas, o cocinadas con otras verduras, guisos, arroz, etc. y también rebozadas en harina de garbanzo.

HIERBA DE TRIGO

Es a mi juicio uno de los alimento/medicina más potentes de la Naturaleza. El pasto o hierba de trigo es, literalmente, energía del sol condensada al máximo nivel; luz líquida que podemos cultivar y sintetizar en nuestro domicilio, e incorporar después a nuestro organismo con facilidad mediante el batido de esta en agua. Además, yo le añado siempre zumo de naranja porque le da buen sabor y mejora sus cualidades organolépticas y nutricionales.

La hierba de trigo es veinte veces más concentrada que otros vegetales, hasta el punto de que 100 gramos de la misma equivalen a consumir 2 kg de verduras. Posee muchos nutrientes, entre ellos, todos los aminoácidos esenciales. La hierba de trigo es antianémica por la cantidad de clorofila que contiene, ya que esta es prácticamente igual a la hemoglobina, de hecho, sus moléculas son exactamente iguales, con la diferencia de que una tiene el átomo central de hierro y la otra de magnesio. Por eso, la clorofila se comporta en el cuerpo como un factor antianémico al momento de entrar en él. La clorofila no solo previene la anemia, sino que es depurativa, alcalinizante y cicatrizante, y crea un medio adverso a bacterias y virus. Pero lo mejor de la hierba de trigo, tal como señala mi amigo Neil Stevens en su libro *Wheatgrass*, es que contiene once veces más calcio que la leche, cinco veces más hierro que las espinacas, cinco veces más magnesio que los plátanos, sesenta veces más vitamina C que las naranjas, e incluso un 45% más de proteína (en forma de aminoácidos) que la carne. Y por si aún fuera poco, sus más de veinte aminoácidos son muy importantes para el correcto mantenimiento corporal.

Por todas esas razones, soy un gran consumidor de hierba de trigo y he visto minimizarse notablemente la enfermedad de Parkinson en un paciente, hasta casi desaparecer, gracias a su consumo diario tan solo durante un mes. Puedes cultivarla en casa fácilmente, en bandejas hidropónicas o sobre tierra de compostaje. En menos de dos semanas estará lista para consumir y aportar sus principios vitales. Yo la bato con la batidora de vaso, en medio litro de agua, hasta que suelta toda la clorofila, y luego desecho la fibra porque es indigesta, ya que es celulosa. Lo cuelo todo y le añado zumo de naranja para darle buen sabor, y más vitaminas aún. La hierba de trigo es una forma magnífica de regenerar la sangre, especialmente si tienes problemas menstruales o anemia o baja la hemoglobina.

KÉFIR

Es un hongo procedente del Cáucaso, por lo que se le denomina también yogur búlgaro. Tiene un aspecto similar al de una coliflor cuando ha crecido suficiente sobre leche de cabra, vaca o también sobre un sustrato de agua azucarada. Combina bacterias probióticas como el *Lactobacillus acidóphilus*, con levaduras, proteínas y lípidos. De hecho, en el mismo hay al menos veintitrés tipos distintos de levaduras y veintiún tipos de bacterias que actúan simbióticamente entre sí para dar lugar al kéfir. Consumido durante miles de años y mantenido su cultivo bajo secreto mortal, ha formado parte de las culturas tradicionales.

El kéfir libera CO2, lo que le otorga un sabor especial, tal como sucede con el champán, de ahí que en Francia se lo conozca como el «champán de los yogures». En turco la palabra kéfir significa algo así como: «sienta-bien». Tiene la gran ventaja de favorecer y equilibrar la flora intestinal gracias al aporte de flora benéfica, lo cual mejora las defensas del sistema inmune. Es antibiótico, antifúngico y antivírico, por lo que al tomarlo a menudo te ahorrarás los padecimientos infecciosos propios del invierno. Un equipo de investigadores de la Universidad Federal de Minas Gerâes de Brasil comprobó que aplicando kéfir en crema encima de heridas infectadas con *Stafilococus aureus* en ratones, estas se curaban antes y mejor que con el uso de antibióticos convencionales. Y no solo eso, también rebaja las inflamaciones derivadas de alergias que sobrecargan el sistema inmune (inmunoglobulinas). Es fuente de vitaminas A, B1, B2, B3, B5, B6, B9, B12, D y K2, aminoácidos y minerales como magnesio, calcio y fósforo. Eso produce una mejora, no del sistema inmunológico, sino también del sistema óseo solo pues la vitamina K2 es quien transporta el calcio a los huesos y dientes. Otras vitaminas como la B12 actúan favorablemente sobre la sangre y el sistema nervioso.

Mejora la capacidad digestiva por la acidez que aporta, habiéndose usado médicamente en algunos países del Este de Europa con ese fin, siendo recomendable en caso de colitis y muchas otras patologías digestivas las cuales ayuda a prevenir y a curar. De hecho, el kéfir mismo es en sí mismo un producto muy digestivo, que también favorece la digestión e inhibe la bacteria *Helicobacter pylori,* relacionada con la úlcera de estómago. Ayuda a digerir la lactosa (azúcar de la leche) y favorece a su vez la asimilación del calcio, magnesio, potasio y fósforo. Previene el cáncer por su poder antitumoral, a la par que combate la candidiasis, la salmonelosis y también la temible bacteria del botulismo, que produce la toxina mortal más potente conocida. Combate las infecciones vaginales y mejora el estado de la piel y el eczema. Existe otro hongo denominado kombucha (té de algas, en japonés) que es parecido al kéfir, y con múltiples propiedades a su vez.

VITAMINAS

Reguladoras del metabolismo y de los procesos energéticos, son esenciales para la salud. Sin enzimas ninguna reacción orgánica es posible, pero sin vitaminas tampoco porque actúan en forma de coenzimas para que tengan lugar las reacciones orgánicas que nos dan salud y vida. Unas son solubles en agua (hidrosolubles) y otras en grasas (liposolubles).

Las hidrosolubles deben consumirse cada día con la alimentación pues no se acumulan como las liposolubles, y sus restos se eliminan fácilmente con la orina. Son la vitamina B y la C. Las liposolubles son la A, D, E y K. Tomar estos nutrientes a partir de suplementos puede alterar el equilibrio orgánico, por lo que te aconsejo que únicamente las extraigas de fuentes naturales alimenticias, variando a menudo tu dieta para que se combinen y regulen entre sí. Veámoslas un poco más a fondo.

VITAMINAS LIPOSOLUBLES

• **Vitamina A:** Es una sustancia soluble en grasa que nos ayuda a mantener la piel, membranas y mucosas sanas. Contribuye notablemente a la reparación de los tejidos del organismo, cura las encías sangrantes y ayuda al crecimiento de los huesos, así como al desarrollo del feto. Es un antioxidante presente en frutas y verduras. Hay dos tipos de vitamina A: el **Retinol**, que es una forma presente en la grasa animal, pero que también se genera en el intestino humano en presencia de bilis y carotenos, y **provitamina A**. Esta pro-vitamina A es la forma natural en que se presenta en los vegetales y plantas, especialmente en las saludables zanahorias, y que luego los animales incorporan y acumulan en su grasa corporal. Tienes retinol en la grasa y vísceras de los animales, en la leche cruda, en la yema de huevo y en la mantequilla, además de en el marisco o en los aceites de pescado como el de hígado de bacalao.

Funciona conjuntamente con la vitamina D y existen evidencias que señalan que sin vitamina D, la A puede ser poco efectiva o incluso tóxica. Cuando falta la vitamina A, la D tampoco puede actuar correctamente, pues el equilibrio de ambas es fundamental. Se desconoce sin embargo la proporción exacta necesaria entre ambas para tal fin. Consumir tan solo vegetales dificulta obtener suficiente vitamina A. Los betacarotenos son una forma de previtamina, pero hay que tener buena bilis -y enzimas suficientes- para convertir el betacaroteno en retinol. Por eso, lo ideal es acompañar la dieta vegetal con grasas (no cruentas) de origen animal como la mantequilla o el queso. De ahí la importancia de llevar una dieta con suficiente consumo de grasas naturales, y poseer un hígado limpio mediante limpiezas hepáticas ocasionales, así como un buen estado intestinal para sintetizarla.

• **Vitamina D:** Tomar el sol es fundamental para sintetizarla en el organismo y que no haya déficit. Es imprescindible para la salud, como todas las vitaminas, pero la D probablemente un poco más porque interviene en muchísimos procesos orgánicos, entre ellos ayudar a que el cuerpo absorba calcio y fósforo. Por tanto, su consumo previene las fracturas óseas y el reblandecimiento de los huesos por pérdida del calcio, conocido como osteoporosis. Estudios realizados en la India revelaron no hace muchos años que numerosos pacientes con sillas de ruedas lo único que padecían era de falta de vitamina D, y al suministrársela recuperaron la movilidad de sus piernas.

La vitamina D es fundamental para la salud orgánica, por eso yo no recomiendo una dieta vegana, y menos aún sin tomar suplementos, entre los que debería estar siempre la vitamina D. Yo creo que una dieta vegetariana es la idónea, usando mantequilla y huevos de gallinas no confinadas. Sinergia, empatía y respeto con los animales sí, pero muerte a los mismos no. En realidad, la vitamina D es casi más una hormona esteroide que una vitamina. Influye nada menos que en tres mil genes, de un total de 25.000. Es un interruptor genético para docenas de enfermedades que pueden verse propiciadas por un déficit de esta.

Las hormonas son como mensajeros que activan funciones en diversas partes del organismo. El mensaje que lleva la vitamina D es la orden de absorber el calcio de los alimentos y reforzar el sistema inmunitario entre otras muchas funciones: aumentar la testosterona, la masa muscular y aumentar la energía y el rendimiento deportivo.

La vitamina D se sintetiza por exposición solar y es importante sintetizarla, o si no habrá que tomarla con los alimentos grasos que la contienen, tal como sucede en los climas fríos con poca luz solar. Si usas cremas para evitar las quemaduras solares, ten cuidado con ellas porque de paso alterarán la fabricación de vitamina D, impidiéndola o limitándola. El mejor modo de protegerse del sol no son las cremas protectoras, sino evitar exponerse en las horas de más calor, y estar continuamente moviéndose bajo el mismo. Otra forma es usar una sombrilla o una camiseta que protejan de la sobreexposición playera.

Hay vitamina D especialmente en el hígado de bacalao, el pescado en general y en los alimentos procedentes del cuerpo de animales, mariscos e incluso insectos. Los lácteos y mantequilla también la contienen. Yo recomiendo esta última, como una fuente excelente de vitamina D y también de otras vitaminas. Las cantidades diarias recomendadas son de aproximadamente unas 600 Unidades Internacionales (UI), lo que está bien para los niños, pero la verdadera cantidad necesaria en adultos puede ser diez veces superior.

Signos que pueden indicar una deficiencia de vitamina D son tener osteoporosis, dolor de huesos, tristeza inmotivada, obesidad, sudoración en la cabeza, mal funcionamiento del sistema inmune, poseer un tono de piel oscuro y más de 50 años. El mejor modo de obtenerla es tomar el sol, con la mayor parte del cuerpo posible expuesta, cuando esté el sol en lo más alto y durante no mucho tiempo, tanto en verano como en invierno. Especialmente los baños de sol en invierno son muy recomendables para la salud, pues el resto del año es más fácil fabricarla, especialmente en verano. Cuando la piel se pone caliente, de un ligero color sonrosado, es ya suficiente la exposición.

Entre las sustancias que bloquean la fabricación de vitamina D está el *glifosato*, que es un herbicida de amplio espectro que se usa en numerosos cultivos, y que permanece en las hojas de los mismos, pudiendo llegar desde allí al torrente circulatorio. En ese caso, altera y bloquea la fabricación de vitamina D, por lo que lo aconsejable es huir de los cultivos industriales masivos[44] que lo utilizan juntamente con los cultivos transgénicos. Como ya he explicado, la vitamina D debe ir acompañada de una vitamina auxiliar que es la K2 para que sea completamente eficaz pues también actúan sinérgicamente. Ambas, con el calcio y magnesio, forman un cuarteto anti-osteoporosis.

• **Vitamina E:** Es también soluble en grasa y acumulativa por tanto en ella. Como todas las vitaminas solubles en grasa (A, D, E, K) su exceso en el organismo no se elimina fácilmente por vía urinaria, y puede dar problemas por sobredosis o exceso acumulativo porque tiende a acumularse en el tejido adiposo.

La vitamina E o tocoferol es una familia de ocho compuestos antioxidantes (alfa-tocoferol, beta-tocoferol…), que se adhieren a los radicales libres frenando el proceso de envejecimiento, evitando el deterioro derivado de la oxidación que estos generan. Por tanto, ayuda a retrasar la pérdida de la función cognitiva típica del Alzheimer, y se la considera una vitamina fundamental para la salud del cerebro. Se halla en el germen de trigo, la mantequilla, en granos y semillas, frutos secos, legumbres, verduras de hoja verde como espinacas y brécol, aceite de oliva, leguminosas y la carne. La que se vende en suplementos es sintética y no debiera consumirse nunca.

• **Vitamina K:** Es la vitamina antihemorrágica pues interviene en la producción de protrombina, que es necesaria para la coagulación de la sangre. Pero ahora sabemos que también ayuda al regeneramiento óseo, y previene la osteoporosis. Además, ayuda a convertir la glucosa en glucógeno, que es una fuente de energía que se almacena en el hígado. Es decir, que también promueve una sana función hepática.

Hay tres formas o subtipos. La clásica y más conocida vitamina K1 (filoquinona), de origen vegetal y que se absorbe en el intestino delgado. La vitamina K2 (menaquinona) de origen bacteriano, que se absorbe en el colon. Y la vitamina K3 (menadiona) que es una sustancia de origen sintético, tóxica, pero que aun así se administra parenteralmente a pesar de que ha presentado toxicidad en algunos bebés. La K3 debe evitarse a toda costa.

---

44. De hecho, en muchas personas, el glifosato utilizado en muchos cultivos está produciendo alteraciones de las vellosidades intestinales que degeneran en celiaquía o falsa alergia al gluten, puesto que son erróneamente atribuidas al gluten. De ahí el espantoso aumento en la actualidad de la enfermedad celíaca, cuando antes era meramente algo testimonial, y en cambio ahora afecta ya al 5% de la población europea. También el glifosato promueve la disbiosis intestinal, o alteración de la flora microbiana benéfica. https://www.ncbi.nlm.nih.gov/pmc/articles/PMC3945755/).

La K1 es antihemorrágica y sin ella la sangre no cicatrizaría las heridas. La K2 es la que más nos interesa aquí porque es la encargada de regular el paso del calcio a los huesos y dientes. Las fuentes de ambas son vegetales de hoja verde (crudos), especialmente crucíferas como las coles, yema de huevo, avena, centeno, aceite de soja, alfalfa, té verde, ortigas, alga kelp…

Pero cuando consumimos esta vitamina, una parte de la K1 se convierte en K2 mediante las bacterias del intestino grueso, por lo que ingerir antibióticos solo consigue alterar este proceso. Esta vitamina K2, al igual que la D, también está presente en el queso (Gouda, especialmente), los huevos y mantequilla. Se acumula en el hígado para formar los factores de coagulación, por lo que si se toman anticoagulantes tipo Aldocumar (*warfarina*) o Sintrom (*acenocumarol*), debe llevarse un control de la ingesta de vitamina K, para no alterar excesivamente el patrón de coagulación sanguínea farmacológico.

La vitamina K2 activa una proteína en forma de hormona llamada osteocalcina, que es producida por los osteoblastos, cuya función consiste en unir el calcio al hueso. Ella es la encargada de abrir el paso por así decirlo, al calcio que transporta la vitamina D y la K2. Ya he hablado antes largamente de la importancia de la K2 en la movilización y transporte del calcio, así que te remito a ese apartado.

Hay varios subtipos de vitamina K2:
• Vitamina K2 MK-4 (procedente de alimentos animales).
• Vitamina K2 MK-7 (procedente de fermentación).
• Vitamina K2 MK-8 (procedente de los lácteos).
• Vitamina K2 MK-9 (procedente de los lácteos).

Se diferencian en la vida media de cada una. La vitamina MK-4 tiene una vida media corta, de pocas horas. La MK-7 en cambio tiene una vida media de varios días, hasta tres. La vida media se refiere al tiempo que tarda la dosis en reducirse a la mitad, no a lo que dura en sangre, ni en el organismo. Por eso, los efectos perduran mucho más allá de la vida media.

• **Suplementos:** Hay dos tipos de preparados comerciales con vitamina K2. Los que usan MK-4 y los que usan MK-7. Los suplementos de menoquinona-4 suelen llevar mayor cantidad que los de menoquinona-7, que suelen ser normalmente menos de 300 mcg porque esta vitamina se acumula más. Cuando la etiqueta no especifica el subtipo de K2 pero señala 1 mg (1.000 mcg) es que se trata MK-4.

Vigilad bien las etiquetas, pues estos suplementos «naturales» tienen también contraindicaciones, como todo, y consumirlos en exceso puede ser contraproducente. En los foros de los usuarios habituales de estos productos, hay quien refiere padecer de hipertensión renal y ocular tras ingerirlos durante una sola semana. El equilibrio entre la vitamina D, K y el calcio y otros minerales es complicado, por lo que alterarlo por iniciativa propia puede ir contra tu salud. Por eso a mi juicio lo ideal es evitarlos, y seguir siempre a la Naturaleza, no al laboratorio, y convertir a nuestra alimentación en nuestra fuente de nutrientes.

VITAMINAS HIDROSOLUBLES

• **Vitamina B:** Al igual que la K, la vitamina B es un complejo compuesto por varias vitaminas similares. Son la B1 o tiamina, B2 o riboflavina, B3 o niacina, niacinamida o ácido nicotínico, B5 o ácido pantoténico, B6 o Piridoxina, B7 o biotina y B12 o cianocobalamina.

Actúan sobre todo el organismo en general manteniendo un tono saludable del sistema nervioso, piel, ojos, cabello, hígado y boca. También a nivel gastrointestinal y cerebral. Son necesarias especialmente a edades avanzadas pues su absorción decae con la edad y el desgaste del organismo en su funcionalidad. Se ha relacionado el Alzheimer con un déficit de absorción de B12, lo cual no le sucede necesariamente a los vegetarianos sino a toda la población en general, especialmente cuando se altera la mucosa del estómago.

Las fuentes son muy diversas, de ahí que diversificar la dieta es siempre la mejor garantía de salud, así como la inclusión de alimentos crudos, no procesados ni desnaturalizados. Se halla vitamina B en frutas, verduras, hortalizas, legumbres, cereales, huevos, algas, pescado, carnes de ave y cerdo.

La falta de B2 o riboflavina se manifiesta en síntomas como grietas y úlceras de la boca, inflamación de ojos, boca y lengua y lesiones cutáneas. Consumirla en forma de yema de huevo, pescado, queso, legumbres, espinacas, cereales integrales, leche, carnes de aves de corral. La agotan y consumen los anticonceptivos, los antibióticos y el alcohol.

• **Vitamina C:** Conocida también como ácido ascórbico, es un antioxidante imprescindible para la reparación de los tejidos, el funcionamiento orgánico y también para la salud de las encías. Protege contra múltiples enfermedades y es esencial para la formación del colágeno. Protege contra la coagulación de la sangre, contra las infecciones, aumenta la absorción del hierro, favorece la cicatrización de heridas, etc. Trabaja conjuntamente con la vitamina E, pues son sinérgicas y se refuerzan mutuamente. El sangrado de encías durante el cepillado es uno de los síntomas que revela una baja disponibilidad de vitamina C en la dieta, así como otros síntomas como tendencia a los resfriados e infecciones, falta de energía, malas digestiones, lenta cicatrización de heridas y pérdida de piezas dentales. El escorbuto, conocida enfermedad por falta de vitamina C, sería un grado superlativo de esta deficiencia, caracterizado por hemorragias, encías blandas y sangrantes, mala cicatrización y debilidad extrema.

Se halla en frutas y verduras de hoja verde crudas. El tabaco la agota rápidamente, el alcohol y los fármacos también. De hecho, actúa contrarrestando la eficacia de algunos fármacos. Los suplementos orales masticables que la contienen dañan el esmalte por el ácido que contiene.

OTRAS VITAMINAS

• **Ácido Fólico:** Funciona como una coenzima que interviene en la síntesis del ADN y RNA, por lo cual es importante para la correcta duplicación de las células, algo que sucede constantemente en el organismo. Por eso es fundamental en el embarazo, durante la formación y desarrollo del nuevo ser. También actúa en la síntesis de proteínas y previene la anemia. Reduce la ansiedad y mejora la depresión. Las fuentes son vegetales de hoja verde, salvado, cebada, arroz integral, dátiles, legumbres, setas, vegetales de raíz, leche, pescado, carne, etc. El alcohol y los anticonceptivos lo menoscaban.

• **PABA o ácido paraaminobenozico**: Es una coenzima que trabaja con el ácido fólico. Ayuda a mantener sana la flora intestinal, interviene en la descomposición de proteínas, formación de glóbulos rojos, etc.

• **Bioflavonoides:** Mas conocidos como vitamina P, sirven para aumentar la absorción de vitamina C por lo que deben tomarse conjuntamente. Hay muchas clases y son requeridos en la dieta porque el organismo (es decir, el hígado) no los fabrica. Las frutas los contienen y por eso los batidos verdes crudos son la mejor fórmula para nutrirnos mediante una suplementación natural.

• **Biotina:** Ayuda a metabolizar proteínas y carbohidratos, por lo que contribuye al desarrollo de las células y a la producción de ácidos grasos. Su déficit da lugar a pérdida de cabello, depresión, anemia, inapetencia, mucosas secas, inflamación, aumento azúcares en sangre, etc. Se halla en levadura de cerveza, remolacha, yema de huevo, cereales integrales, pescado, aves de corral y carne.

• **Coenzima Q10:** Es una sustancia relativamente desconocida, soluble en grasa, y con un efecto orgánico similar a la vitamina E. Es una coenzima denominado también *ubiquinona*, caracterizado por tener el número 10 de las coenzimas tipo Q, siendo la única que se halla en el tejido humano. Es un antioxidante más potente aún que la vitamina D y ayuda a la circulación, favorece el sistema inmune y actúa contra el envejecimiento. Su deficiencia se ha relacionado con la enfermedad periodontal, diabetes y distrofias musculares. Mejora los ataques alérgicos, el asma y las enfermedades respiratorias porque contrarresta el efecto de la histamina. Se la utiliza para tratar enfermedades mentales como Alzheimer o esquizofrenia. Reduce la hipertensión arterial sin necesidad de usar medicamentos, y más de doce millones de japoneses la utilizan por esta razón, y para favorecer su sistema inmunitario. Además, mejora y evita el dolor de cabeza (migraña).

Se fabrica en el organismo, pero sus reservas disminuyen con la edad, aunque también se obtiene de los alimentos. La contienen las espinacas, el cacahuete, el pescado y la carne de ternera. Se deteriora a partir de los 45 grados de cocción cuando se halla en vegetales, por lo que lo ideal es tomarla en forma de batidos verdes crudos a partir de espinacas o hierba de trigo. La CoQ10 además de estimular el sistema inmune, ayuda a combatir las bacterias del organismo y de la boca, renueva las células en general y ayuda especialmente a fortalecer las encías retraídas por gingivitis.

ALGUNOS MINERALES

• **Calcio:** Vital para el buen estado de los huesos y los dientes, y también de las encías, es el mineral más abundante del organismo. Actúa sobre la transmisión del impulso eléctrico a nivel del corazón, las contracciones musculares, la coagulación de la sangre, el crecimiento óseo, la síntesis del RNA y ADN, la permeabilidad de las membranas celulares y una función tan fundamental como olvidada es que actúa como sustancia tampón en caso de hiperacidez orgánica. Una parte del calcio se pierde a diario por sudor y evacuaciones, por lo que hay que tomarlo cada día.

Se halla presente en los vegetales de hoja verde, hierba de trigo (*wheatgrass*), almendras, avellanas, avena, berros, brécol, col rizada o kale, espárragos, diente de león, higos, sésamo, leche de sésamo, repollo, melaza, menta, ortiga, perejil, fenogreco, cola de caballo, leche de cabra y vaca, mantequilla, queso, algas dulse y kelp, los pescados, mariscos, etc.

Para que se absorba bien se necesita un aminoácido denominado lisina que se halla en huevos, habas, patatas, soja y levaduras, además de en la carne, pescado y lácteos. También el ejercicio moderado favorece su absorción. Y por supuesto, se necesita vitamina D y K2. El papel de la primera es favorecer su absorción y transporte, mientras que el de la segunda es sacarlo de donde no debe estar (tejidos blandos, articulaciones y arterias...) y llevarlo al hueso y los dientes.

La cantidad diaria recomendada es sobre 1.000 mg/día, una cantidad cuestionada actualmente porque las sinergias de otros minerales son lo realmente importante. La cifra real puede estar más bien cerca de la mitad.

Es importante no abusar de los suplementos de calcio porque es un mineral de delicado equilibrio entre diversos agentes minerales, entre ellos el magnesio, las vitaminas D y K2, etc. Esta falta de equilibrio por exceso puede generar patologías graves como ACV´s, o espasmos por aumento de calcio y déficit de magnesio, lo que puede originar un infarto cardíaco y la muerte.

• **Suplementos de calcio:** Para los que tengan los dientes con sensibilidad, cavidades o en mal estado, puede resultar interesante tomar, inicialmente al menos, preparados multivitamínicos naturales y minerales orgánicos, es decir que hayan sido fabricados a partir de plantas, con el fin de ayudar también a remineralizar los dientes y huesos. Podemos así reforzar nuestra dieta, al menos hasta que esta se consolide con la diaria preparación de batidos verdes crudos y leches vegetales ricas en calcio como son las de sésamo y almendra, pero sobre todo la primera. También con la ingesta de queso Gouda, silicio, etc.

Según el Dr. Judd la mejoría del esmalte dental cuando se aporta calcio extra será dramática tal como muestran algunos estudios, donde se estudiaron 20.000 chicos de la India que consumían agua fluorada a 1 ppm. De ellos, 10.000 fueron controlados y se les suministró 800 mg de calcio extra diario. Al comparar los suplementados con calcio con el resto, tenían 95% menos de caries y 94% menos de casos de fluorosis que los que no fueron suplementados con calcio.

Pastillas de calcio fortificadas con vitamina D y K2, son necesarias y deberían ser el arma de los dentistas para combatir las caries. Así y todo —dice el Dr. Judd— que si hay mucho flúor en el agua, la enzima que fija el calcio al diente será neutralizada y destruida su función de reesmaltado. Por otra parte, como ya he dicho hay estudios que han relacionado el uso de suplementos de calcio a la venta en supermercados con incidentes cardiovasculares y otros problemas físicos, sin que realmente ayuden a los huesos. Por ejemplo, tomar suplementos de calcio con alimentos ricos en hierro impide la absorción de ambos.

Una dieta rica en proteínas animales también impide la absorción de calcio, así como una dieta rica en azúcares y harinas refinadas. Los alimentos ricos en ácido oxálico cuando son cocinados también impiden su absorción, pero no así los crudos en batidos verdes cuyo acido oxálico no ha precipitado por la cocción.

Por eso, lo ideal es tomar alimentos ricos en calcio orgánico que es el que se absorbe rápidamente, y no el de origen inorgánico, procedente de piedras de carbonato cálcico molidas, tal como algunos suplementos de laboratorio hacen. Ese calcio inorgánico, es como el que se haya presente en el agua embotellada, y solo contribuye a crear cálculos renales. Cuidado por tanto con los suplementos y su origen, pues algunos usan desde tiza machacada hasta huesos pulverizados. Los laboratorios no tienen compasión.

Cuando se usa ese tipo de calcio inorgánico, este se deposita en arterias (arterioesclerosis) y lugares incorrectos, lo que genera problemas de salud, sobre todo a nivel renal y arterial. Es la paradoja del calcio ya mencionada. Compra tus suplementos en herbolarios que garanticen el origen orgánico de los productos. Hay varios que obtienen sus vitaminas y minerales a partir de plantas, lo que garantiza que no son ni sintéticas ni minerales inorgánicos imposibles de asimilar.

La leche de vaca pasteurizada tampoco es solución, pues su calcio es una molécula demasiado grande, alterada por la súbita cocción, que no se asimila salvo muy parcialmente, provocando de paso una eliminación renal de calcio que puede ser mayor incluso que la cantidad ingerida. De algún modo, la leche pasteurizada descalcifica por la acidez que provoca, además de producir otras patologías como cáncer de pecho por el exceso de hormonas gestantes del animal y los antibióticos que contiene.

También se necesitan magnesio y silicio pues ambos actúan de modo enzimático a la hora de absorber el calcio por parte de los huesos y multiplican la biodisponibilidad de este. Esta es la razón de que las gallinas o vacas produzcan más calcio del que consumen en su dieta, tal como descubrió Louis Kevran, nominado al Nobel por ello. Las fuentes de silicio y magnesio para el ser humano son las hortalizas en general, y algunas maravillosas plantas como la cola de caballo, ortigas, alfalfa o el cacao crudo, que es también muy rico en magnesio.

Usar medicamentos para evitar la osteoporosis, es contraproducente porque conduce a una mayor fragilidad ósea. Es debido a que los fármacos usados destruyen el equilibrio entre la formación y destrucción del hueso, ya que actúan sobre los osteoclastos (encargados de deshacer el calcio óseo) destruyéndolos, para permitir así que los osteoblastos construyan los mismos con más fuerza. Debilitan una parte de la actividad enzimática y así menoscaban todo el conjunto. Esto conduce finalmente a romper la dinámica natural del hueso, volviéndolos más quebradizos.

Por eso, quizá mejor que tomar suplementos sea usar sal conteniendo diversas trazas (cantidades microscópicas) de minerales, como alternativa a los suplementos de calcio. Esa sal recomendable es la sal rosa del Himalaya, pura y sin procesar que contiene 84 elementos procedentes del agua del mar y los fondos marinos que el cuerpo necesita. Aunque no hay demasiados estudios al respecto, tal como indica el Dr. Ángel Gracia[45], el agua de mar contiene muchos minerales que son orgánicos y asimilables y que se han conservado en la sal rosa del Himalaya.

A nivel popular y oficial, se le da mucha importancia al calcio para los huesos, habiéndose creado un mito en torno al mismo que olvida la necesidad de otros minerales para formar huesos fuertes y sanos, y no solo calcio. Entre ellos están también los siguientes:

MAGNESIO
Es un catalizador enzimático fundamental para producir energía en el organismo. Facilita la absorción del calcio y el potasio, permite la transmisión del impulso nervioso y los movimientos musculares. Su déficit causa irritabilidad y nerviosismo. Previene la depresión, el síndrome premenstrual y mantiene el equilibrio acido-básico del organismo (pH). Evita que se calcifiquen los tejidos blandos, entre otros las arterias, y participa en el metabolismo de los carbohidratos y la formación de los huesos. Disuelve los cálculos renales de fosfato cálcico con ayuda de la vitamina B6 o Piridoxina y ambos impiden también que se formen los de oxalato de calcio. Activa las enzimas que fabrican vitamina D.

Cuando hay deficiencia aparece confusión, insomnio, irritabilidad, mala digestión, taquicardia, ansiedad, arritmias, hipertensión y paro cardíaco, asma, fatiga crónica, depresión, intestino irritable, etc. Sus fuentes son muy amplias: frutas, arroz integral, algas, vegetales de hoja verde, le-

---

45. Ver: *La Dieta del Delfín*. Sirio Editorial.

gumbres, soja, sésamo, cereales integrales, dátiles, avena, etc. Se halla en la clorofila de todos los vegetales de color verde, pero muy especialmente en la hierba de trigo. La clorofila es la sangre de las plantas, y el color verde de los vegetales delata la presencia de esta. Tomar alimentos ricos en clorofila nos aportará magnesio y de paso promoverá la salud sanguínea en nuestro organismo. Los batidos verdes crudos de espinacas, col rizada (kale), canónigos, la espirulina y la clorella, son fuentes de clorofila y por tanto de magnesio orgánico. Otra gran fuente de magnesio es el cacao orgánico crudo (499 mg/100 gr), es decir el chocolate negro puro. Y no solo en magnesio, también contiene otros numerosos minerales orgánicos (asimilables). Las algas (770 mg), las pipas de calabaza (535 mg) y las semillas de lino (392 mg) son otras fuentes importantes, y también las de sésamo y girasol.

Los déficits de magnesio se acentúan cuando se consume alcohol, por diarreas, uso de diuréticos, presencia de flúor en agua o pastas dentales. Las grasas consumidas en exceso afectan también a su absorción. De hecho, el magnesio puede ser tanto o más importante que el calcio, aunque no se le preste la misma atención pública. Su relación debe ser 1:1, pero suele estar por encima muchas veces más el calcio. De hecho, el magnesio es el cuarto mineral más abundante del organismo, y cuando desciende todo el organismo se afecta sin nosotros saber muy bien cuál es la causa.

El magnesio y la vitamina K2 se complementan entre sí, e igual sucede con la vitamina D. Es fundamental también para la desintoxicación del organismo y hasta el glutatión (antioxidante) lo precisa para ejercer su función. En realidad, más de 300 enzimas distintas se sabe que lo precisan para poder realizar bien su función, aunque probablemente sean muchas más pues el magnesio interviene en casi todas las funciones orgánicas, como es el latido del corazón, la fabricación de energía celular (ATP), la salud de huesos y dientes, los intestinos, las arterias… Su presencia en la sangre previene la diabetes y tiene mucho que ver en la homeostasis del organismo, es decir, en su correcto funcionamiento pues hay cientos de beneficios terapéuticos en su consumo adecuado.

En cambio, su déficit puede causar migrañas crónicas, hipertensión arterial, ataques al corazón y ACV´s cerebrales, etc. Dice el Dr. Mercola que el 80% de los norteamericanos padecen de déficit de magnesio. La doctora en farmacia, Ana Mª La Justicia, se pasó la vida divulgándolo también en España, y de hecho abrió una línea de suplementos ricos en magnesio. Pero tomar magnesio inorgánico es un error porque éste no se asimila, y al revés, se acumula en el organismo y actúa como laxante. El magnesio debe ser orgánico, en forma de nutriente mineral procedente de plantas. Así que, si compras suplementos asegúrate antes -como siempre digo- que provenga de fuentes vegetales, y no de minerales o rocas.

Por eso, tomar batidos verdes crudos, de vegetales verdes ricos en magnesio te ayudará a recolocar todas las piezas del inmenso puzle de la salud en su sitio y a recuperar la vitalidad. Procura que los vegetales verdes sean orgánicos, procedentes de cultivadores locales y sin pesticidas como el glifosato que bloquea éste y otros minerales en el organismo. Además, los suelos están actualmente muy faltos de magnesio y los cultivos intensivos acaban con él, por lo que las plantas de ciertos lugares poseerán muy poca cantidad comparada con los procedentes de cultivos ecológicos y orgánicos o las algas.

FÓSFORO
Es un mineral que interviene de modo fundamental en el desarrollo de los dientes y los huesos y también en el crecimiento de las células, en la contracción del músculo cardíaco, así como en la función renal.

En el organismo sano hay siempre un delicado equilibrio entre el magnesio, calcio y fósforo, y el déficit de uno de ellos altera la dinámica de salud de todos los demás. La proporción de calcio y fósforo debe ser 1:1, porque si hay más fósforo el organismo lo compensará sacando calcio de los huesos y dientes. Por eso, la dieta debe estar proporcional en ambos minerales. Esto quiere decir que cuando se consume fósforo en exceso, se interfiere la absorción del calcio, lo cual sucede generalmente con dietas a base de alimentos procesados no orgánicos.

Como es un mineral presente en casi todos los alimentos, su déficit no suele ser habitual, lo cual revela también su importancia para el sistema orgánico. Lo contienen los espárragos, salvado, levadura de cerveza, maíz, lácteos, huevos, pescado, ajo, legumbres, semillas, cereales integrales, salmón, aves de corral…

SILICIO
El té de Equisetum (Cola de Caballo) es más eficaz para las personas con huesos frágiles que la leche.

— *Dr. Wolf-Dieter Storl*

Este mineral un tanto desconocido, resulta imprescindible para la formación del colágeno del hueso y del tejido conectivo, las uñas, la piel y el cabello. Y, sobre todo, es imprescindible para la absorción del calcio en las primeras etapas de su formación en los huesos. Además, otorga flexibilidad a las arterias, previniendo las enfermedades cardiovasculares.

El silicio contrarresta los efectos del aluminio en el cuerpo y previene el Alzheimer, así como la osteoporosis. Sus reservas disminuyen con la edad, así que es bueno suplementarlo con los siguientes alimentos: alfalfa, remolacha, arroz integral, pimientos, soja, tomates, vegetales de hoja verde, cereales integrales y muy especialmente la planta cola de caballo y la ortiga, sobre todo la primera.

A propósito del silicio, vamos ahora a entrar un poco en la herejía de la ciencia alternativa, porque lo que está claro es que la ciencia oficial no lo puede explicar todo, y hay conocimientos no aceptados que están mucho más cerca de la verdad que la oficialidad académica. Con la ciencia alternativa pasa lo mismo que con la medicina alternativa, que cuestionan la postura oficial con planteamientos independientes, que son muchas veces más próximos a la realidad. Otras no, por supuesto. Pero nos sirve para cuestionar muchas cosas que nos cuentan los detentadores del poder científico, y por eso hay que contrastar todas las fuentes. Se trata de buscar siempre la contrainformación, es decir cuestionar la información que nos ofrecen. Esto es precisamente lo que sucede con la Teoría de la Transmutación, estudiada a fondo por el científico francés Louis Kervran de la Universidad de París, lo cual le supuso la nominación para el Premio Nobel a mediados del pasado siglo XX.

Todo comenzó en plena Revolución Francesa, allá por 1799, cuando otro químico francés llamado Vauquelin comenzó a interesarse por la cantidad de calcio que las gallinas excretan cada día, dado que se preveía que resultaba superior a la ingesta. Aisló a una gallina y la alimentó con una libra de avena al día, y luego analizó lo que excretaba. Comprobó, ante su asombro, que eliminaba cinco veces más calcio del que contenía la avena que le daba, por lo que llegó a la conclusión de que este calcio se había creado dentro de la gallina por algún proceso metabólico desconocido.

Este misterioso asunto pareció no importarle a nadie durante más de un siglo, salvo a Louis Kevran que retomó la investigación a mediados del siglo XX para intentar comprender este nudo científico. Kevran repitió el experimento y comprobó que si las gallinas se alimentaban con avena descalcificada, pero con un alto contenido de potasio, entonces tampoco sufrían carencias de calcio, ni en los huesos ni en los huevos que ponían. Esto le llamó poderosamente la atención, llegando a la conclusión de que el metabolismo de la gallina había producido la transmutación del potasio en calcio (K39+H1=Ca40) merced a su aparato digestivo. Pero Kevran aún fue más allá. Además del calcio quitó también el potasio de la dieta de las gallinas, y observó que ¡seguían sin tener déficit de calcio! Comprobó en cambio que su comportamiento alimenticio variaba notablemente, ya que empezaban a tragar piedras de cuarzo, las cuales son ricas en silicio. Cuando les retiró esta posibilidad también, las pobres gallinas pusieron finalmente huevos de cáscara blanda, y sus huesos enfermaron consumidos por la necesidad metabólica de calcio.

La cola de caballo es una planta muy rica en silicio, pero a mi juicio es el mejor suplemento de calcio natural que existe. Veréis por qué, el Dr. Louis Kevran comprobó cómo esta planta curaba rápidamente los fémures rotos de ratas de laboratorio, al revés de lo que les sucedía a las ratas que tan solo recibían calcio, las cuales se curaban lentamente. Las que recibieron cola de caballo estaban curadas en un período de entre diez y diecisiete días, mientras que las otras tan solo empezaban la curación en ese plazo de tiempo.

En resumen, Kevran demostró que los elementos químicos de la tabla periódica pueden transmutarse unos en otros gracias al poder bioquímico del organismo. Así que se lanzó a demostrar su teoría buscando evidencias experimentales. En 1959, Kevran fue al Sáhara, donde comprobó que los trabajadores del petróleo aguantaban elevadísimas temperaturas consumiendo sal de mar. Siguiendo con su línea de investigación, comprobó que su orina contenía un elevado nivel de potasio no coincidente con el potasio ingerido, sino que necesariamente debía ser producto de la transmutación del sodio de la sal en potasio, mediante una reacción endotérmica la cual absorbía el exceso de calor solar, imposible de soportar de otro modo.

El cuerpo humano es realmente un laboratorio vivo. De esta forma, el silicio se combina con carbono y se transmuta en calcio. El magnesio se combina con el oxígeno y también produce calcio. Por último, el potasio (K) se combina con hidrógeno para producir también calcio. Y las reacciones a la inversa también se llevan a cabo en ciertas situaciones dadas, gracias a hormonas o enzimas específicas. En este gráfico podéis ver la suma de números atómicos que dan lugar a algunas transmutaciones:

$Na_{23} + H_1 \rightarrow Mg_{24}$	$Na_{23} + O_{16} \rightarrow K_{39}$	$Na_{23} - O_{16} \rightarrow Li_7$
$Na_{23} \rightarrow Li_7 + O_{16}$	$K_{39} + H_1 \rightarrow Ca_{40}$	$Mg_{24} + Li_7 \rightarrow P_{31}$
$Mg_{24} + O_{16} \rightarrow Ca_{40}$	$F_{19} + O_{16} \rightarrow Cl_{35}$	$C_{12} + Li_7 \rightarrow F_{19}$
$Cl_{35} \rightarrow C_{12} + Na_{23}$	$Fe_{56} - H_1 \rightarrow Mn_{55}$	$2O_{16} - H_1 \rightarrow P_{31}$
$O_{16} + O_{16} \rightarrow S_{32}$	$2N_{14} \rightarrow C_{12} + O_{16}$	$N_{14} + Mg_{12} \rightarrow K_{19}$
$Si_{28} + C_{12} \rightarrow Ca_{40}$	$P_{31} + H_1 \leftrightarrow S_{32}$	$Si_{28} + C_{12} \rightarrow Ca_{40}$

Esta teoría absolutamente revolucionaria es compartida y constatada también por la sabiduría popular, gracias a los agricultores. Algunos se preguntaban, ¿cómo es posible que las vacas produzcan leche con calcio, a pesar de no contener calcio el pasto que consumen? Tal como sucede con las gallinas, las vacas excretan por la leche mucho más calcio del que ingieren, y, sin embargo, se mantienen sanas y con huesos fuertes y rígidos. Por supuesto, es gracias a la transmutación metabólica de unos elementos minerales (silicio, magnesio, potasio...) en otros, todo ello llevado a cabo dentro del laboratorio que es el aparato digestivo del animal. Consumen unos minerales que luego desaparecen de la excreta, y en cambio producen otros que no existían en tal proporción en los pastos.

La Química Académica actual no es capaz de explicar en absoluto todo esto, pero Kevran sí lo hizo diciendo que una vaca lechera que produzca 30 litros de leche al día, en menos de un año se quedaría sin gota de calcio en sus huesos. En cambio, sabemos que no es así y es porque -según Kevran- la glándula tiroides transmuta el silicio, el magnesio y el potasio en calcio. Por esa razón, también discute la necesidad de suplementos de calcio en la dieta humana. En resumen, lo que hay que hacer es ¡tomar más silicio, magnesio y potasio!

El jefe de cirugía de un hospital pidió mi ayuda cuando se encontró
frente a un caso delicado de un hombre joven con los huesos
completamente rotos tras un accidente El tratamiento clásico de
la vitamina D con una sal de fosfato cálcico no consiguió ninguna
mejoría. Sin embargo, la administración de silicio orgánico a los
huesos los sanó rápidamente. Y podría citar varios otros ejemplos.

Dr. Louis Kevran

Por lo tanto, hay que usar alimentos remineralizantes como son los presentes en los batidos verdes crudos, los germinados, fermentados, infusiones de plantas, etc., para así aportar todos los minerales orgánicos que necesita el cuerpo para su salud.

YODO

Esencial para la glándula tiroides, el yodo es un nutriente fundamental en el metabolismo. Viene a colación aquí porque es un mineral que protege frente al exceso flúor. Pero debemos poseer suficiente yodo como para competir con este. Los vegetales marinos son la mejor fuente de yodo, y también el agua de mar bebida. El bromo de los conservantes alimenticios promueve el déficit de yodo, al igual que sucede con el flúor de las pastas dentales y del agua doméstica. Síntomas de falta de yodo son la incapacidad de generar saliva, piel seca y falta de sudoración, bajada en el rendimiento intelectual, fibromialgia, dolor, etc.

La saliva: la gran protectora frente a los ácidos

Tenemos en la boca cuatro tipos de glándulas salivares, de las cuales las más voluminosas y conocidas son las parótidas y las submaxilares, situadas a ambos lados de la boca y que secretan más de 1,5 litros de saliva al día. Son unas glándulas exocrinas, es decir que liberan saliva, pero recientemente se ha descubierto que tienen también una función endocrina pues actúan sobre otros órganos mediante liberación de hormonas, en este caso parotina, que es la encargada de formar los odontoblastos y los ameloblastos que construyen la dentina y el esmalte. Fueron el Dr. Steinman y el Dr. Leonora[46] quienes han demostrado -a través de más de un centenar de estudios llevados a cabo durante casi cuatro décadas- que los dientes son capaces de defenderse de las influencias externas nocivas y de intrusos tales como bacterias que viven de restos alimenticios productores de ácido. Esta defensa se produce a través del «flujo de fluido dentinal tubular», un movimiento continuo de líquido intersticial nutritivo que fluye de la pulpa dental hacia fuera a través de los túbulos dentinarios y el esmalte de la boca. Demostraron la existencia de un eje hipotálamo-parótidas que remineraliza el diente externamente a través de la saliva, y que se haya coordinado con el flujo del fluido dentinal, el cual sale de la dentina hacia el esmalte, es decir, por una vía interna del diente, siendo alimentado por sangre rica en nutrientes. De ahí la importancia de generar abundante saliva a partir de buena hidratación y alimentación rica en enzimas, vitaminas y minerales.

La boca es la puerta de entrada al aparato digestivo, uno de los sistemas orgánicos fundamentales para la vida. Allí descansa la lengua, como un guardián del paladar, siendo este el centinela que nos dice quién puede pasar adentro y quién no. La saliva ejerce de lubricante y policía en toda esa zona, envolviendo los alimentos para que se deslicen suavemente hacia dentro. Es el flujo continuo de la misma lo que nos permite tragar los alimentos. De hecho, la primera digestión se hace en la boca gracias a dos enzimas de la saliva, la mucina y ptialina. Esta humedad de la saliva también afecta a los dientes y al reemplazo de nutrientes que está siempre teniendo lugar con ellos pues son unos

---

46. http://www.healingteethnaturally.com/dentinal-fluid-transport-steinman-leonora.html

órganos que están vivos. Una saliva densa y seca abortará este flujo de transporte dental tan necesario para conservar sana la dentadura.

Pero hay más, tal como demostraron Leonora y Steinman, si consumes azúcar y almidones refinados te sube rápidamente la glucosa en la sangre, y esta inhibe la secreción de la hormona parotídea con lo que el flujo de nutrientes de la dentina se detiene. No es tan solo que el azúcar sea la gasolina que alimenta las bacterias de la caries, acidificando los dientes por fuera, sino que ¡lo hace también por dentro, al abortar la remineralización de la saliva!, afectando al eje hipotálamo-parótida. Los investigadores comprobaron que los ratones que eran sometidos a una dieta alta en azúcares desarrollaban caries, lo cual era algo ya conocido, pero no así que el azúcar afectase por vía interna, inhibiendo el fluido dental que nutre al esmalte por el interior de este. De hecho, también comprobaron en ratones que el estrés empeoraba el cuadro notablemente, siendo este un agente que nadie había considerado antes en salud dental, así como también la falta de ejercicio habitual o el consumo de fármacos. Lástima que los trabajos de estos dos notables investigadores hayan sido silenciados[47] por la comunidad odontológica, pero claro, conseguir que la gente mantuviera sana su dentadura les llevaría a perder muchos clientes.

La saliva se segrega en las glándulas salivares en una proporción diaria que oscila entre 0,5 y 2 litros por día. El grado de acidez/alcalinidad de la saliva oscila entre 6,4 y 7,4 pH. Esta variación entre distintas personas es hasta de diez puntos de diferencia, aunque ambos puntos se consideren normales. El pH neutro es 7 y el pH salivar idóneo debe ser ligeramente alcalino (7,2-7,4), tal como sucede con la sangre porque así podrá neutralizar los ácidos de los alimentos que son los que destruyen realmente el

---

47. Uno de sus alumnos de la Facultad de Odontología de la Universidad de Loma Linda, el Dr. Clyde Roggenkamp, se encargó de divulgar sus hallazgos en un libro titulado *Dentinal Fluid Transport*, dado que los descubrimientos de sus profesores fueron obviados y recibieron una aceptación limitada en el seno de la comunidad científica. Después de practicar la odontología 27 años, este autor retornó a enseñar en la escuela de odontología, y compiló más de 100 obras originales escritas por estos dos científicos, en un esfuerzo por revivir la discusión sobre el mecanismo de la caries sobre el esmalte y la dentina, regulación hecha por hormonas que actúan sobre el fluido dentinal, y que los estudios demostraron ser la defensa ordinaria frente a la degeneración dental y la producción de ácido. El control de este mecanismo preventivo de las caries se demostró que era interrumpido por el azúcar en la dieta a nivel sistémico y que esta interferencia era la causa última de la caries dental.

esmalte. La saliva sana es por tanto ligeramente alcalina pues contiene iones alcalinos —como el calcio— que son susceptibles también de nutrir el diente por fuera. Por dentro, al diente lo nutrirá la sangre a través del fluido dentinal que llega desde la sangre hasta la dentina. La sangre también debe ser ligeramente alcalina (7,365 es el pH sanguíneo), si bien existen otras partes del organismo con diferente pH por razones bioquímicas. El pH humano con salud oscila entre 7,35-7,45 pH y las enfermedades crónicas y agudas son casi siempre la manifestación externa de un pH orgánico ácido. Pero afortunadamente, podemos corregir nuestra acidez orgánica interna con una dieta alcalina, rica en verduras crudas como es la dieta vegetariana y vegana, y también con un estilo de vida más aeróbico.

Por tanto, de la composición de la sangre y de la propia saliva depende la salud de nuestros dientes. La saliva, cuando es de buena calidad, contiene hormonas y enzimas que impiden que determinados tipos de bacterias patógenas proliferen, dando lugar a patologías como la gingivitis, donde bacterias como la *Porphyromonas gingivalis* abundan, y la cual no existe en bocas sanas. De ahí la importancia de usar aceite de coco ocasionalmente para contrarrestar esta colonización bacteriana, mientras reestablecemos nuestro estilo de vida dentario.

La remineralización del esmalte se provee desde dos frentes, el interno mediante la sangre que nutre el fluido dentinal, el cual porta consigo los minerales orgánicos precisos que el diente necesita (básicamente calcio y fosfato), pero también se realiza desde el exterior, desde la saliva. Para lograr esto último se necesita que la dentadura esté completamente limpia, sin residuos de pastas dentífricas ni glicerina, ya que esta grasa impide el reesmaltado exterior del diente. El pH o grado de acidez de los alimentos, la composición de la saliva (más o menos ácida) y la riqueza en minerales orgánicos del aporte sanguíneo configuran la capacidad de regenerarse que tendrá una dentadura (así como el sistema óseo en general).

La saliva es un líquido muy especial, es el mar en que se bañan constantemente los dientes, y es también su manto protector. Es segregada siguiendo los ciclos circadianos, especialmente durante el día por las dos glándulas mayores, las parótidas y las submaxilares, en un 90% del volumen total diario. Contiene docenas de sustancias y biomarcadores que reflejan el estado del organismo y su alcalinidad, entre ellas se hallan: amilasa o ptialina, mucina, lisozimas, inmunoglobulinas IgA e IgG, transferrina, lactoferrina, opiorfina, bicarbonatos, oxitocina, etc.

La saliva contiene numerosas enzimas fundamentales para digerir los hidratos de carbono ya en la boca, antes de su digestión estomacal e intestinal, pero la saliva contiene también numerosos minerales, algunos de ellos fundamentales para la regeneración del tejido dental como calcio y fósforo. Estos la convierten en un medio alcalino o básico, capaz de contrarrestar la acidez de algunos alimentos, como por ejemplo las cerezas o el limón, que de otro modo se comerían el esmalte.

Cuando la alimentación es variada -y sobre todo si es de procedencia orgánica- la saliva contiene una concentración elevada de estos dos minerales que sirven de sustancia tampón frente a la acidez de algunos alimentos, y que a su vez ayudan a remineralizar de nuevo las oquedades que hayan ido apareciendo en el esmalte dental. De ahí que la calidad de una saliva alcalina sea lo ideal para protegerse frente a los ácidos de la dieta y frente a las bacterias que viven y promueven un medio ácido, como son las de las caries. Es tal su impulso defensivo que nada más pensar en algo ácido, como una rodaja de limón, por ejemplo, la saliva se libera a borbotones en la boca, como reflejo condicionado para neutralizar la acidez hasta del mismo pensamiento.

De hecho, la saliva se ha usado siempre como mecanismo protector en caso de heridas y como cicatrizante. Los animales lamen instintivamente las heridas porque la saliva tiene poder desinfectante y antibiótico, y también los seres humanos aplican desde siempre saliva a sus heridas o cortes, y a los de sus hijos, por instinto. Existe de hecho una práctica denominada «*sialoterapia*» que utiliza la saliva aplicada en diversas zonas con fines curativos.

Hay una máxima en el organismo que dice que «la vida prevalece frente a la función». Los minerales de los dientes y de los huesos son de ida y vuelta, es decir, que en caso necesario el cuerpo puede volver a exigir a la dentadura que le entregue calcio con el fin de tamponar cualquier exceso ácido que suceda a lo largo del organismo, de tal modo que prevalezca la vida por encima de la función dental. Estas agresiones derivadas del estilo de vida, como sucede por ejemplo cuando bebemos refrescos de cola superácidos[48], pueden mermar la resistencia de

---

48. El ácido fosfórico u ortofosfórico de ciertas famosas bebidas de cola tiene un pH de 1,5, sin obviar que también contienen acido carbónico, además de muchísimo azúcar. Esta acidez es la razón de que muchos las usen para ayudar a la digestión de comidas basura como hamburguesas o pizzas, hechas a base de hidratos refinados. Toda una agresión dental a todos los niveles.

nuestros dientes pues estamos favoreciendo —de modo inconsciente casi siempre— un estilo de vida acidificante. Como ya expuse, hay un transporte o flujo dentitario específico que nutre el diente por dentro, tal como demostraron los doctores Steinman y Leonora[49] en su estudio realizado a lo largo de cuarenta años, y el consumo de azúcar lo inhibe. También los ácidos procedentes de alimentos procesados atacan por fuera la dentadura, de ahí la importancia de que la saliva tenga un pH ligeramente alcalino para que cumpla su función de proteger frente a los ácidos y no facilitar el terreno a las bacterias, siempre oportunistas. Ellas no son nuestras enemigas, sino que por ley natural su trabajo consiste en degradar los tejidos tóxicos y muertos. Es también lo mismo que hacen con el organismo cuando morimos, pero algunos eligen arrastrar un cuerpo tóxico mientras están vivos y las bacterias los acompañan también en vida para así ayudarles a depurar las toxinas. Lo malo es que algunos en vez de limpiar y alcalinizar sus cuerpos por dentro, deciden matar a las bacterias con sustancias «antivida» (antibióticos), a pesar de que simplemente hacen el trabajo que les reservó la Naturaleza. Si no quieres tener que usar antibióticos, limpia tu cuerpo por dentro con dieta, ejercicio, mucha agua, limpieza hepática, hidroterapia de colon, etc. y no serán un problema, sino que formarán parte de tu ecosistema orgánico de un modo favorable.

La saliva cuando es ácida tiende a desmineralizar los dientes, mientras que la saliva alcalina tiende a protegerlos. La universidad de Newcastle en Reino Unido demostró la relación existente entre el pH de la saliva y la remineralización de los dientes y molares. También el dentista alemán Georg Schnitzer midió los valores de pH en personas con caries de avance muy rápido, y vio que eran tan bajos (es decir, ácidos) que los dientes se disolvían en la misma saliva. Por eso, la saliva ácida consume los dientes y en cambio la alcalina los remineraliza. El modo de tener una saliva alcalina es llevar una dieta alcalinizante, como es la dieta vegetariana o bien la dieta mediterránea, pero procurando que sea siempre rica en alimentos verdes crudos, pudiendo incluir pescados azules si lo deseas. Por eso, debes llevar una dieta alcalina si quieres proteger tus dientes. Mientras no te puedas ir a cepillar, al menos, genera mucha saliva y báñalos en ella, pues la saliva alcalina los protege.

---

49. Ver detalles en «El transporte a través del fluido dentinario–una teoría revolucionaria sobre la cariogénesis y la resistencia natural contra la caries» (http://www.healingteethnaturally.com/dentinal-fluid-transport-steinman-leonora.html).

Además, la saliva contiene enzimas que mantienen cierto control sobre esta flora tan variada como es la boca, siendo el freno que evita su proliferación a gran escala. La saliva contiene anticuerpos y factores antimicrobianos que ayudan en el proceso de control de la biota o flora microbiana pero también contiene reguladores alcalinos que neutralizan la acidez y que mantienen el pH ligeramente alcalino en la boca que es lo correcto.

Cada día fabricamos aproximadamente entre 0,5 - 2 litros de saliva, pero si no fabricas suficiente —por estar deshidratado crónicamente— las bacterias de tu boca se dispararán, y con ellas las caries y enfermedades, tanto de la boca como del organismo en general. Muchas bacterias tienen su cuartel general en la boca. Desde allí parten a colonizar tu organismo, cual soldados entrenados salen a luchar al frente de batalla. Si tienes miedo a las infecciones bacterianas, te diré una cosa un poco desagradable que también señala el Dr. Fife y que es un buen ejemplo: «tienes más bacterias en tu boca que en el inodoro de tu casa». Sé que es difícil de encajar culturalmente, pero fisiológicamente es así.

La deshidratación crónica por baja ingesta de agua juega también un factor importante en el sentido de formación de cálculos en las glándulas salivares, de tal modo que estos pueden impedir salir a la misma por el conducto e inflamarse generando considerable dolor en las glándulas parótida o submaxilar. Por tanto, la hidratación resulta fundamental no solo para la saliva, sino para todo el organismo. Deshidratarse es envejecer. Los viejos contienen una proporción de agua en su cuerpo muy inferior a los niños. De hecho, la buena salud, básicamente consiste en mantener una buena hidratación de los órganos o sistemas orgánicos. Si quieres estar sano muchos años, hidrátate bien cada día, tomando al menos dos litros de agua, y en verano más aún. La proporción de saliva dependerá de tu estado de hidratación orgánica pues la saliva espesa revela deshidratación y riesgos para tu salud a otros niveles. Si estás deshidratado se pueden producir trombos o atascos orgánicos (cálculos renales, cálculos hepáticos o de la vesícula, trombosis y fallos en el riego cerebral...) en cualquier nivel del organismo. Todo es debido a la falta de humedad suficiente en la circulación de los fluidos orgánicos. La salud es simple mecánica de fluidos.

Si queréis conocer hasta qué punto tenéis una saliva ácida o alcalina deberéis analizar primero vuestro tipo habitual de alimentación. ¿Consumes más alimentos ácidos, ricos en proteínas, o alcalinos, ricos en fibra? También podéis adquirir una tira reactiva de saliva en cualquier herbolario o por internet. Es un papel tornasol que se vuelve de color malva si es saliva alcalina o amarillo verdoso si es ácida.

Masticar chicle no es suficiente para generar más saliva, sino que es mucho más importante hidratarse a fondo y consumir alimentos ricos en agua pura, como son las frutas tipo uvas o el melón. Si se mastica chicle se recomienda únicamente aquel que contenga xilitol, sin otras sustancias no recomendables. En todo caso, huid de los chicles que contengan el pernicioso aspartamo.

Un buen masticado de los alimentos es magnífico para la salud dental porque promueve cambios favorables a nivel de encías, venas, arterias y capilares dentales, aumentando el flujo salivar y ayudando a que los dientes se recoloquen en su sitio. Los alimentos procesados, cocinados en exceso, restan capacidad a las mandíbulas y a la dentadura, que están siempre necesitadas de una buena masticación. Masticar alimentos ricos en fibra, como la zanahoria o la manzana nos ayuda a mantener la salubridad dental, a generar más saliva y a mejorar la circulación sanguínea y linfática en la zona, y con ello a prolongar la salud del sistema bucodental.

■ *Oil Pulling* y aceite de coco

¿Te imaginas poder usar un colutorio completamente natural, que no lastime tus encías ni mucosas, que te cure todas las enfermedades de la boca e incluso otras enfermedades sistémicas más graves?, y ¿te imaginas que pudieras usarlo sin cesar, tanto tiempo como quisieras, sin contraindicaciones? ¿Te imaginas que este producto fuese completamente natural y que elimine todo tipo de gérmenes, desinflame las encías sangrantes, elimine la placa y el sarro, la caries, y que fije los dientes, los blanquee y sanee a todos los niveles? ¿Te imaginas que además mejore las enfermedades crónicas caracterizadas por la acidosis orgánica como son la arterioesclerosis, cáncer, cardiopatías, diabetes, dermatitis, Crohn, insomnio, jaquecas, sinusitis, osteoporosis, neumonía, meningitis… así como muchos otros trastornos sanguíneos y nerviosos?

Ya sé que resulta difícil de imaginar todo eso, pero sí, creo que se puede conseguir con la terapia bucal a base de aceite denominada *Oil Pulling.* Algunos que desconocen lo que voy a exponer aquí se dedican a difamar esta práctica antiquísima, porque no saben, y por tanto no comprenden, cómo actúa el aceite en el organismo. Pero cuando entiendas su mecanismo de actuación quizá lo comprendas mejor, y verás hasta qué punto tiene sentido. Voy a tratar de explicártelo.

El *Oil Pulling* consiste en mantener durante quince a veinte minutos una cucharada de aceite en la boca, removiéndolo con fuerza de un lado a otro y lanzándolo entre los dientes. De ahí su nombre ya que *oil pulling* significa tirar o lanzar aceite. Inicialmente se recomendaba utilizar aceite de girasol o de sésamo porque eran los más usados en la India, donde surgió esta técnica ayurvédica. Sin embargo, tal como señala el Dr. Fife en su libro *Oil Pulling,* el mejor es el aceite de coco porque reúne más cualidades que ningún otro aceite. Yo también lo considero así, pues las propiedades antibacterianas del mismo multiplican su eficacia frente a los otros aceites. El principio por el cual un aceite limpia y desinfecta viene dado por las propiedades que todos ellos tienen a la hora de unirse a otras grasas. Esto significa que cualquier aceite puede usarse para realizar Oil Pulling porque todos ellos atrapan y eliminan bacterias que son células grasas. Lo bueno del aceite de coco es que además contiene un principio antifúngico, antivírico y antibacteriano, que es el ácido láurico, y los otros no. Y eso lo pone por encima de todos ellos.

El uso de aceite como enjuague bucal se pierde en la noche de los tiempos. El Ayurveda es el antiguo sistema de medicina de la India que lo recomienda hace milenios para limpiar la boca a fondo, pero solo en los últimos años ha penetrado en las costumbres de los occidentales. Sin embargo, ha venido para quedarse porque sus cualidades son innegables.

El aceite de coco, oliva, sésamo o girasol usado en forma de *Oil Pulling* consiste en tomar una cucharada que se introduce en la boca y luego se mueve entre los dientes durante 15 a 20 minutos, para desinfectar toda la boca. Se puede realizar una o más veces al día, según el estado de la boca. Una vez en ella, el aceite se va mezclando poco a poco con la saliva generada, y de ese modo arrastrará y eliminará el exceso bacteriano de la boca. El aceite es depurativo por una sencilla razón: se adhiere a otras grasas fácilmente, de hecho, ese es también el principio del jabón el cual se hace con grasas. Del mismo modo que el *Oil Pulling* en la boca, el jabón sirve para lavar y arrastrar la suciedad de otras grasas presentes en las manos o la ropa. El jabón es el resultado de la transformación denominada «saponificación» por parte de una grasa -ácidos grasos- con una base o álcali, normalmente sosa (hidróxido de sodio) o potasa (hidróxido de potasio). Esta mezcla de opuestos produce una reacción química exotérmica, dando lugar así a lo que denominamos JABÓN. Es decir, el jabón es un producto híbrido, a medio camino entre el agua y la grasa, de tal modo que sus enlaces moleculares median entre ambas sustancias, de otro modo inmiscibles. Eso le otorga la maravillosa propiedad de unirse tanto a grasas como al agua, encapsulando de este modo la suciedad grasa con moléculas de agua. Por eso, el jabón lava y limpia gracias al uso del agua, y quita no solo suciedad grasa, sino que también elimina las bacterias, impidiendo que crezcan en aquellos lugares donde se aplica este producto cuasi mágico.

Las bacterias son seres unicelulares (una sola célula) recubiertos por una membrana lipídica (grasa), que cuando se ven impregnadas por un aceite inmediatamente quedan pegadas y atrapadas en él. ¿Entiendes ahora por qué funciona naturalmente la terapia del *Oil Pulling?* Lanzar aceite emulsionado con saliva entre los dientes atrapa, arrastra y elimina las bacterias presentes en tu boca. Es justo lo que hace el jabón, y por eso el mismo se usa para lavar las heridas de tal modo que no se infecten, pues el jabón limpia y desinfecta también de modo natural, arrastrando bacterias y disolviendo la suciedad en que viven.

Puede que hasta ahora no lo entendieras, pero era tan solo porque no nunca te lo habían explicado, y en cambio te han dicho constantemente falsedades como que debes usar pasta dental para sanear tu boca. FALSO. Haz *Oil Pulling* cada día y curarás múltiples patologías. Según el Dr. Fife, la siguiente es una lista de dolencias que los practicantes de Oil Pulling han mencionado haber reaccionado y mejorado con la terapia:

Absceso dental	Enfermedad de Crohn
Acné	Enfermedad periodontal
Alergias	Estreñimiento
Artritis	Fatiga crónica
Asma	Halitosis
Bronquitis	Hemorroides
Caries	Hipertensión
Colitis	Insomnio
Congestión nasal	Jaquecas
Dermatitis	Síndrome premenstrual
Diabetes	Sinusitis
Dolor espalda y cervicales	Úlcera péptica
Eczema	
Encías sangrantes	

La terapia *Oil Pulling* es como si pasas una aspiradora por tu boca, porque se lleva por delante y absorbe todo tipo de bacterias, hongos y virus del interior del organismo. Hay más de 600 tipos de bacterias en la boca, las cuales dan lugar a halitosis, caries, infecciones dentarias, gingivitis, etc. Cuando tomas una cucharada de aceite y lo mueves con cierta fuerza en tu boca durante unos 20 minutos, este llega a todos los recovecos interdentales y atrapa numerosas bacterias que proliferan allí en exceso y sin control. Con el cepillado no llegas a todas las partes de los dientes y, en todo caso, los dientes son el 15-20% del espacio de tu boca; pero con el enjuague de aceite de coco u Oil Pulling ¡llegas al 100% del espacio bucal!

El aceite de coco es por eso el mejor colutorio que existe, ya que no daña, no abrasa, no quema, no intoxica, no irrita, y no produce inflamación de encías. Al revés, desinflama las encías y las regenera, limpia los dientes y mata las bacterias, elimina la placa y el sarro. En resumen: sanea toda tu boca.

Algunos profesionales creen que la mayoría de las enfermedades tienen que ver con las bacterias presentes en el organismo, incluido el cáncer. En caso de que sea cierta esta hipótesis, el *Oil Pulling* puede ser la terapia más eficaz que exista para resolver problemas actuales y futuros en materia de salud. El aceite de coco, como decía, posee ácido láurico en un 50% del total de su grasa, el cual es muy raro encontrarlo en la Naturaleza, siendo en cambio el aceite de coco quien más lo contiene. Es por tanto un regalo de la Naturaleza que no debemos despreciar, pues así lo revela la sabiduría ancestral de aquellos pueblos que lo consumen, previniendo gracias a él todo tipo de enfermedades. El ácido láurico destruye todo tipo de bacterias y todo tipo de virus incluyendo el herpes y el VIH, protozoos y hongos, como la cándida. Es fácil de digerir porque no necesita bilis, y pasa directamente al hígado dando energía al momento, en vez de acumularse en forma de grasa, como sucede con los hidratos de carbono. Esto nos permite disponer de energía instantánea para lo que precisemos, con un muy bajo coste de metabolización, sin exprimir su insulina al páncreas ni hacernos aumentar de peso.

La mezcla de ácidos grasos del aceite de coco con saliva, la cual es ligeramente alcalina, hace que, al lanzarlos con cierta presión, ambos reaccionen, saponificándose en parte, al igual que sucede con el jabón. En resumen, que hacer Oil Pulling equivale a fabricar una especie de jabón natural dentro de tu boca que la lava y limpia a fondo. Por eso el aceite de girasol, oliva o sésamo se vuelven blancos en la boca tras veinte minutos de Oil Pulling. Este aceite así utilizado te aliviará de cualquier molestia o problema dental que tengas, y sobre todo te servirá de prevención dental, e incluso a nivel general, si lo usas a menudo.

Realización:
Usa una cantidad pequeña de aceite de coco inicialmente, hasta que sepas la medida ideal, con una cucharilla de las de café bastará. El aceite de coco está solidificado en temperaturas inferiores a 24 °C, pero al meterlo en la boca se disuelve rápidamente. Sabe bien, aunque esto de los gustos es algo individual. Vete poco a poco lanzándolo entre los dientes y no fuerces la boca, la mandíbula ni la lengua. Muévelo a tu ritmo entre los dientes, haciendo algo de ruido al mascarlo y moverlo por tu boca.

Hazlo según tus necesidades de salud oral. Si lo haces tres veces al día es mejor que dos, y dos mejor que una. Pero lo ideal es hacerlo al menos una vez al día, bien al levantarse o después de la cena si tenemos problemas dentales. A continuación, debemos cepillarnos con agua y jabón, para que no queden restos de aceite en los dientes y se pueda llevar a cabo la constante remineralización del esmalte con la saliva.

Para que el tiempo no se te haga largo enfoca tu atención en otra cosa. Mira el correo electrónico o lee algo mientras haces *Oil Pulling*. Si estás pendiente del reloj, el tiempo parecerá detenerse, pero si te entretienes leyendo durante esos 15-20 minutos, pasará volando. Yo suelo hacer incluso más de 20 minutos cada día porque estoy acostumbrado a ello y no me cuesta nada hacerlo. Aprovecho para leer el correo electrónico o navegar por la red mientras lanzo aceite por toda la boca.

Por eso, lo que te recomiendo es que al levantarte tomes un gran vaso (500 ml) de agua templada (o caliente en invierno), y a continuación tomes una cucharada de aceite de coco y practiques *Oil Pulling*. Mira la hora, y puedes ir a ducharte, vestirte o a leer la prensa mientras masticas y lanzas tu aceite entre los dientes por 20 minutos. Baja un poco la cabeza para evitar que vaya hacia la garganta o te produzca arcadas de vómito.

Si tragas un poco por error no te preocupes, el aparato digestivo se hará cargo de las bacterias. No levantes la cabeza o se irá para el estómago, bájala mejor un poco, lo que facilitará su movimiento interdental. Si tienes que eliminarlo antes de tiempo hazlo y después toma otra cucharada y sigue con ello, sumándole el tiempo que faltaba. También puedes eliminar una parte si ves que la saliva ha llenado tu boca y no lo puedes mover bien. Usa y ten a mano una servilleta inicialmente, si lo precisas, pues igual se te escapa por la comisura de los labios, en las primeras ocasiones.

El *Oil Pulling* solo tiene un problema y es que no es una terapia para personas impacientes. Hay que hacerlo con persistencia al menos durante un mes, y seguramente podrás contrastar mejor su eficacia si padeces patologías en la boca. Yo creo que nos ayuda mucho a practicarlo el hecho de comprender cómo funciona el aceite, atrapando las bacterias y por eso lo explico tan en detalle aquí.

Las mejores opiniones provienen de los que lo usaron durante un año o más, ya que refieren curaciones de patologías diversas que los asaltaban a nivel orgánico, no solo a nivel de la boca. Esto es debido a la reciente (y vieja a la vez) teoría del foco bacteriano. Esta teoría médica, recuperada hace unos 15 años señala que las bacterias de la boca se acantonan en diversos sitios del organismo provocando patologías diversas, pero que su foco originario está siempre en la boca. Y cuando eliminamos este reservorio principal de bacterias, con ellas también desaparecen ciertas patologías que las mismas desencadenaban a lo largo y ancho del organismo. Según el Dr. F. Karach, el *Oil Pulling* cura los dolores de cabeza, bronquitis, dolor de muelas, trombosis, eczema, úlceras y enfermedades del estómago, los intestinos, el corazón, la sangre, los riñones, el hígado, los pulmones y enfermedades de la mujer. También cura las enfermedades de los nervios, parálisis y encefalitis y previene el crecimiento de tumores malignos, o el insomnio crónico.

Lo que sí está claro es que el aceite de coco ataca al estreptococo mutante que es el que origina las caries, así como a cualquier otra bacteria presente en la boca. Por tanto, no hay mejor colutorio. Si tenemos en cuenta que la caries afecta a cerca del 90% de los niños de los países industrializados comprenderemos rápidamente la importancia de su uso diario. No solo eso, el aceite de coco también ataca al hongo Cándida gracias a su alta cantidad de ácido láurico y caprílico.

El aceite de coco posee además otras notables propiedades. Ayuda a bajar de peso porque acelera el metabolismo, es regenerativo, antioxidante y antiséptico. Contiene fosforo, calcio, magnesio y potasio. Equilibra el pH, protege e hidrata la piel, limpia las manchas cutáneas si lo aplicamos encima, aumenta el rendimiento físico y ayuda a desarrollar masa muscular. Es el más recomendable para cocinar porque no se quema salvo a altísimas temperaturas, lo que lo hace ideal para freír una y otra vez. El aceite de coco contiene grasas saturadas que son beneficiosas para el organismo, pero una falsa campaña lo demonizó en los años cincuenta, de ahí que su uso no sea muy extenso. Lo mejor es comprarlo ecológico y consumirlo a diario por vía interna y también en forma de enjuagues bucales. Su consumo se está disparando gracias a la difusión de internet.

También puedes hacer leche de coco y consumirla en lugar de la de vaca. Compra un coco que no esté agrietado y vacía por uno de sus tres ojos el líquido que contiene usando un sacacorchos. Reserva este líquido y añádeselo a la leche que hagas con la pulpa del coco. Para hacer esta leche, rompe la cáscara con un martillo, aplicando golpes por la zona central de modo circular. Luego quita la pulpa, pélala y bátela en una batidora de vaso con agua y con un par de dátiles para dar sabor, o bien vainilla, etc. Finalmente, cuela la leche obtenida con un paño y añade el agua de coco extraída al principio.

Un coco, cuyo precio es aproximadamente un euro te dará dos o tres litros de rica leche de coco, o sea, tres litros por ese precio. El Dr.

Curatola, el Dr. Mercola, el Dr. Fife y muchos expertos en salud natural y dental recomiendan el Oil Pulling como el único medio de mantener una higiene bucal de un modo natural y eficaz.

Si usted no quiere utilizar pasta de dientes en este momento y no tiene una buena nutrición que promueva la homeostasis del microbioma oral, entonces el Oil Pulling con aceite de coco es una excelente idea.

— *Dr. Curatola (famoso dentista natural neoyorkino)*

El Oil Pulling con aceite de coco tiene un efecto lipofílico, que ayuda a eliminar el biofilm (placa bacteriana) poco saludable de sus dientes. Y aunque tiene un efecto detergente natural, no causa el mismo daño que los detergentes químicos. El aceite de coco también contiene un gran número de nutrientes que ayudan a promover la salud oral.

— *Dr. Mercola (máximo referente mundial en salud natural)*

He conocido muchas formas de terapia. Después de estudiar el Oil Pulling y de probarlo yo mismo, puedo asegurar que supera con mucho a cualquier otra forma de terapia natural.

— *Dr. Bruce Fife (autor del libro* Oil Pulling*)*

Afortunadamente, como estos, cada vez hay más profesionales honestos, que responden a la ética por encima de sus intereses personales, y que se unen para ofrecer un mejor servicio a sus clientes.

El *Oil Pulling* mezcla la saliva con el aceite, que se emulsionan como si fuera un jabón líquido que lava, y relava, durante 20 minutos toda la boca. Esto equivale a limpiar a fondo toda la cavidad oral durante ese período, lo cual es suficiente para eliminar muchas bacterias, y atraparlas con el aceite. El aceite emulsionado con saliva no hay que tragarlo, sino solo «masticarlo» y lanzarlo entre los dientes y molares, por lo que se irá volviendo más y más blanco al reaccionar con la saliva. Esta mezcla de aceite y saliva atrapará una gran cantidad de bacterias y por eso lo escupimos. Es un tratamiento sumamente sencillo y eficaz, inocuo y sin contraindicaciones de ningún tipo, ya que ni siquiera se traga el aceite. Es por eso un tratamiento muy habitual en la India dada su sencillez, lo barato que resulta, lo asequible y su ausencia de contra-indicaciones.

Estudios realizados en la India sobre el uso de enjuagues con aceite demostraron que es muy eficaz para reducir las bacterias de la boca que causan caries como el estreptococo mutante, que produce la caries. Esta bacteria y todas las otras se acantonan en la placa y se multiplican cada día por toda la boca. Con la práctica de *Oil Pulling* lavamos la placa bacteriana de los dientes, mucosas y lengua, provocando una limitación de la adherencia de las bacterias a la placa, lo que nos permite mantener los dientes limpios y sanos sin necesidad de pastas dentales ni colutorios.

Estos mismos estudios revelaron que existe una evidencia científica en la práctica de *Oil Pulling* porque, tras su uso, los dientes aparecen más limpios y más blancos, el aliento más fresco y sin olor mientras que desaparecen los sangrados de encías y las infecciones bucales. También señalan que si al llevarlo a cabo detectas un cierto sabor metálico, es porque el aceite está extrayendo muchas toxinas.

A pesar de que hay muchos estudios que reflejan las bondades del *Oil Pulling,* esta terapia no entra dentro de la cabeza de la ortodoxia médica occidental por la cerrazón que padecen sus seguidores, incapaces de ver más allá de su tecnología. Una tecnología tan avanzada que cada poco tiempo se queda obsoleta, al revés que la Naturaleza que es siempre la forma de medicina más avanzada y adecuada para la salud. La Naturaleza es lenta pero segura, suave pero eficaz, y seguirla produce siempre grandes resultados a medio y largo plazo. Quizá lo más increíble de esta terapia maravillosa sea que sus resultados se extienden mucho más allá de la boca, llegando a solucionar enfermedades crónicas.

Mientras los colutorios son sustancias abrasivas antinaturales, que contienen alcohol y antisépticos tóxicos, el aceite de coco es completamente sano y natural. El estado de la boca repercute en todo el cuerpo y las enfermedades de la boca afectan a todo el organismo pues estas bacterias parten desde aquí en un movimiento migratorio constante que podemos interrumpir precisamente desde la boca. Tener una boca en buen estado es una garantía de salud orgánica y usar aceite de coco, que es un potente desinfectante inocuo, nos ayudará a controlar el flujo bacteriano que parte desde la boca para todo tu cuerpo. No existe a mi juicio nada tan simple, sano y curativo a la vez.

El Dr. Fife es un auténtico experto en materia de salud y según el mismo refiere, la terapia de *Oil Pulling* ha hecho más por su salud que cualquier programa de desintoxicación de los numerosos que ha seguido. Por mucho que te cepilles con pasta, uses colutorios, hilo dental, e irrigadores las bacterias sobreviven y se multiplican en breve plazo en un medio que les es favorable.

Hay más de 600 tipos distintos de bacterias en tu boca y la cantidad total ronda los 10.000 millones. Con el cepillado accedes a una parte minúscula de tu boca, y a pesar de ello la placa y el sarro se acumulan allí donde no llega tu cepillo. Esa placa y sarro contienen millones de bacterias que proliferan rápidamente en un medio con calor y 100% de humedad todo el tiempo, tu boca. La bacteria *Streptococo mutans*, responsable de la caries, es una de ellas, y vive de los azúcares procedentes de los carbohidratos refinados que consumes, los cuales le sirven de alimento con emisión de ácidos como resultado. Estos ácidos atacan tu esmalte y producen más cavidades que alojarán más residuos alimentarios y por tanto más estreptococos mutantes.

La teoría focal de las enfermedades es una antigua teoría que supone que un foco infeccioso dentario, amigdalino o en los senos nasales puede extenderse por el organismo y provocar a distancia lesiones generalizadas, siendo los estreptococos las principales bacterias responsables de estas afecciones. Es este un tema muy controvertido en medicina, como sucede con todo lo que se desconoce, pero con los avances actuales de la inmunología se ha abierto de nuevo el debate, abandonado desde hace muchos años, y se ha recuperado esta teoría como muy plausible. Esto significa que una infección de la boca puede influir en la salud general de todo tu cuerpo bien sea por vía sanguínea, alérgica (antígenos) o por piofagia (tragar pus).

A principios del siglo XX, el Dr. Weston A. Price era uno de los dentistas más relevantes de EE. UU. y su capacidad intelectiva aún está por delante de nuestro tiempo. Ya he mencionado que Price viajó por todo el mundo para conocer las causas de los problemas dentales, pero también se dedicó a investigar en su clínica aspectos inusuales que hoy nos parecen extraños, y que desembocaron en el advenimiento de la teoría del foco infeccioso diseminado, algo de lo cual ahora se está volviendo a hablar. Durante su investigación se dedicó a implantar debajo de la piel de conejos, los dientes de algunos de sus pacientes que padecían diversas enfermedades, como artritis severa, problemas renales, cardiopatías, reumatismo, enfermedades de ovarios, oculares, flebitis, osteomielitis, etc. Realizó cientos de experimentos para confirmar finalmente que las patologías del paciente ¡se reproducían en el conejo al cual se le implantaba subcutáneamente el diente o muela! Previamente, se le había realizado una endodoncia o reconstrucción del diente, pero Price se daba cuenta de que a pesar de ello, la infección continuaba, en otras partes del organismo, y los conejos lo confirmaban presentando después las mismas enfermedades. Comprobó que las bacterias afectaban a la química de la sangre del paciente, y comprobó como cardiopatías, diabetes, jaquecas, desórdenes hormonales, osteoporosis y otras patologías no infecciosas estaban influidos y relacionados ¡con la salud dental!

Pero el Dr. Price no era el único que se interesaba por esta teoría del foco infeccioso diseminado desde la boca, pues su amigo el Dr. Mayo, fundador de la famosa clínica, también se interesó, publicando con su equipo a lo largo de veinte años más de 200 artículos científicos al respecto. Y los resultados eran parecidos a los del Dr. Price. El Dr. Rosenow era el bacteriólogo del equipo del Dr. Mayo que dirigía estos estudios y comprobó que los estreptococos podían transmutarse, es decir cambiar de forma al modificarse las condiciones del entorno, para volverse más virulentos y tóxicos sus subproductos. Esta capacidad adaptativa de algunas bacterias se comprobó a partir de 1940, con la llegada de los antibióticos, pues dada su progresiva resistencia a los mismos aparecieron lo que hoy llamamos «superbacterias», a las que los antibióticos conocidos no les afectan, por lo que poseen una capacidad letal sobre el ser humano dado su alto poder generador de toxinas. Bien, pues cuando estas bacterias migran por el organismo, se pueden asentar en cualquier órgano, y organizarse allí para plantearnos todo tipo de problemas, no solo infecciosos.

Sin embargo, tras la aparición de los antibióticos, la teoría del foco quedaría relegada e ignorada durante muchos años, dado que se creyó que las bacterias estaban vencidas, algo que es totalmente falso pues lo importante no es el patógeno, sino el estado del terreno sobre el que este se asienta (teoría de Bechamp frente a la teoría de Pasteur). En los últimos años del siglo XX esta teoría de la infección focal volvería a recuperarse a partir de diversos estudios que evidenciaban su completa realidad. Hoy día está ya totalmente demostrada y aceptada por la comunidad científica, pero los médicos aún consideran que las infecciones se combaten solo con antibióticos, y por tanto no le prestan la atención que merece el foco originario, con lo que los pacientes siguen padeciendo las secuelas del mal estado de su dentadura, generalmente sin relacionarlo en absoluto con su salud general. Hay numerosos estudios en los últimos años que revelan una conexión entre las infecciones y el infarto cerebral, así como entre las infecciones y las cardiopatías. La Universidad de Helsinki descubrió que de 40 pacientes que habían sufrido un infarto, 27 de ellos portaban anticuerpos de una bacteria (*clamidia*) conocida por causar gingivitis e infecciones pulmonares. Y es que estos microorganismos están dentro de la placa de ateroma o arterioesclerosis en casi el 80% de los pacientes que la padecen. Es probable que el origen de estas bacterias esté en la boca pues las tasas de estas patologías aumentan cuando existen problemas dentales. El buen estado del sistema inmunitario es lo que determina la capacidad de hacer más o menos daño a estos agentes infecciosos, por lo que ayudar al mismo mediante lavados diarios de la boca con Oil Pulling, es una excelente forma de cuidar nuestra salud general y oral en particular.

La salud natural y los tratamientos naturales son sencillos, lógicos y baratos —casi siempre gratuitos— pero eso no se concibe como algo seguro, ni viable, en una cultura basada en el dinero, el consumo y la fascinación por la tecnología sanitaria. Te animo a que implementes entre tus mejores costumbres la práctica diaria del enjuague con aceite de coco, durante 15-20 minutos cada día, especialmente si padeces infecciones orales o dentales o también enfermedades sistémicas de cualquier tipo. Con suerte podrás comprobar una mejoría es progresiva, que se hará extensible a todo el organismo.

■ Aceite y agua ozonizados

El agua ozonizada tiene un efecto antioxidante y puede eliminar muchos invasores, incluyendo las bacterias llamadas streptococcus, que producen dolor en cualquier parte del cuerpo.

— Dra. Hulda Clark

El ozono es uno de los desinfectantes más poderosos de la Naturaleza, y también más desconocidos. La Dra. Hulda Clark fue una de sus grandes difusoras, siendo el genial Nicola Tesla el inventor del generador de ozono a partir de una fuente de rayos ultravioleta.

Para fabricar aceite ozonizado hay que conectar un generador de ozono a un vaso de aceite, introduciendo el tubo de salida del mismo dentro del vaso y dejarlo actuar hasta que el aceite se espese (aproximadamente una hora). Usar después esta crema resultante -que posee una gran capacidad oxidante- sobre áreas afectadas por bacterias -como las caries-, hongos o virus, e incluso toxinas. El ozono los eliminará todos porque es un potente germicida y desinfectante natural a base de oxígeno. A pesar de componerse de Oxígeno, el ozono es tóxico y no se debe respirar, pero en cambio usarlo disuelto en aceite como desinfectante sí es saludable por su alto poder desinfectante.

Para ozonizar el agua hacemos el mismo proceso de sumergir el tubo de salida del ozonizador en un vaso o jarra de agua durante varios minutos (5-10 minutos). Luego podemos usar el agua ozonizada como un colutorio antiplaca bacteriana, o bien usar esa agua cuando nos cepillemos. El agua oxigenada o peróxido de hidrógeno es eficaz como desinfectante por la misma razón: el oxígeno presente en la misma. En las gingivitis y enfermedad periodontal, hacer enjuagues con agua ozonizada nos ayudará a deshacernos del ataque bacteriano a los dientes y encías. Muchos dentistas, de hecho, lo usan también para prevenir infecciones de sus clientes en la cavidad oral.

La Dra. Clark recomienda beber agua ozonizada previamente, durante cinco minutos, por dos veces al día, para ayudar a corregir estados cancerígenos. Tras su elaboración, no esperar más de quince minutos para beberla, y debemos mantener el estómago vacío para que no interactúe con alimentos ingeridos. Muchos ganaderos han prescindido de veterinarios y antibióticos dándole de beber agua ozonizada a su ganado.

Los ozonizadores son aparatos relativamente baratos[50] que también nos permiten desinfectar y esterilizar alimentos sumergidos en agua. Para ello, igual que el aceite, hay que sumergir el tubo que libera el ozono en una pileta con agua y verduras durante diez minutos, las cuales quedarán libres de gérmenes. En el caso del aceite, el ozono queda retenido en mismo y se libera poco a poco cuando encuentra un agente sobre el que actuar, oxidándolo. Como el ozono (O3) es una forma de oxígeno muy inestable, tiende a perder el tercer átomo de oxígeno que le sobra, el cual se unirá al primer compuesto que encuentre. Si encuentra una bacteria o virus lo mata literalmente, y por eso es un antibiótico natural de primera magnitud, y así se usó tras su descubrimiento por Tesla en el siglo XIX. Como tantas otras genialidades suyas, está aún sin explotar, pero cada vez más gente conoce su uso y se extiende más. De hecho, el ozono se usa hace tiempo para purificar el agua potable y también el agua de las piscinas, porque es tres mil veces más eficaz que el cloro (y sin efectos secundarios). También se utiliza para esterilizar material quirúrgico o en acuicultura. Por poner un ejemplo, la *Giardia Lamblia* es un temible parásito intestinal que se transmite por aguas fecales y resiste al cloro, pero no al ozono.

Los rayos ultra-violeta (UV) son los que convierten el oxígeno en ozono, siendo el ligero color azulado de éste quien le da color azul al cielo. El átomo de ozono tiene un tiempo de vida muy corto, y en cinco minutos se reconvierte de nuevo en oxígeno, dada su inestabilidad, separándose uno de sus tres átomos (O2 + O), que son iones negativos.

El ozono disuelto en agua dura solo media hora, pero una vez que se une al aceite, en cambio, se mantiene más estable, durando cuatro o cinco días en la nevera. Aplicándolo de esta forma, por ejemplo, sobre las encías podemos llegar al saco de estas, donde se esconden bacterias que provocan la periodontitis y eliminarlas. Las bacterias poseen carga positiva frente al oxígeno, que es un ion negativo que las quema u oxida.

Aunque es muy bueno para neutralizar toxinas, microbios e incluso parásitos, no debes respirar nunca el ozono porque es muy tóxico inhalado, e irrita los pulmones, da dolor de pecho y de cabeza debido a su poder oxidante. Úsalo para desinfectar espacios, eliminar olores -sin estar presente-, y abre bien las ventanas después para ventilar, sobre todo si aún huele a ozono cuando entres. No dura mucho su presencia,

---

50. Búscalo en internet (China) si quieres ahorrar en la compra.

ya que enseguida se disuelve y desaparece pronto su olor acre. Por eso, los generadores de ozono llevan un temporizador para programar el tiempo de emisión.

El olor a alcantarilla del metro de Londres era un problema muy complicado, pero se resolvió simplemente añadiendo ozono al sistema de ventilación. Con él puedes incluso limpiar el aire hediondo de lugares como carnicerías, pescaderías, clínicas…, pero hay que cerrar bien la puerta y esperar un rato antes de entrar, es decir cuando haya finalizado su trabajo purificador.

Bacterias y xilitol

Refrescos de cola, bebidas energéticas, zumos de frutas comerciales y naturales, vinagres... todos ellos contienen ácidos que atacan el esmalte de tus dientes. Ahora ya sabemos que debemos enjuagarnos inmediatamente los dientes para neutralizar con agua los ácidos en ellos presentes. Si no podemos cepillarnos por estar a la mesa, enjuagaremos la boca con un gran trago de agua, y también podemos ayudarnos segregando abundante saliva. Pero otra forma de prevenir los riesgos de los ácidos consiste en masticar chicles ricos en xilitol, sin descuidar nada lo anteriormente citado.

• **Bacterias:** No nos han contado toda la verdad con el tema de las bacterias. Desde que Pasteur enunció la teoría bacteriana de las enfermedades, los grandes laboratorios farmacéuticos han vivido de ella potenciando el mito de que las enfermedades son producidas por las bacterias. Pero es FALSO. La verdadera causa de las enfermedades es la existencia de un terreno patológico (o intoxicado) en el que las bacterias proliferan, siendo ese estado ácido orgánico lo que promueve el sobrecrecimiento de las mismas, dando lugar así a las infecciones. Las bacterias son una parte del problema, pero la parte más importante es el terreno en el que viven, el medio interno y sus defensas.

La función otorgada por la Naturaleza a las bacterias es degradar las toxinas. ¿Cómo lo hacen? ¡Alimentándose de ellas! El modo de protegerte es limpiando tu cuerpo por dentro de material tóxico, así ellas no tendrán más sustrato del que vivir y alimentarse, sin posibilidad de multiplicarse. Sin toxinas en tu interior no tendrás enfermedades de carácter infeccioso porque no habrá bacterias, virus ni patógenos que se asienten en tus tejidos y órganos.

Es sencillo, pero lo complicamos siempre todo. Si aprendes a mantener limpio el medio interno, vivirás sano y evitarás las enfermedades de todo tipo. La Salud Natural lo sabe y lo practica hace mucho tiempo, pero la ciencia médica oficial no lo quiere comprender porque tiene otros intereses. Las bacterias no son malas de por sí. Ellas cumplen una función en la Naturaleza de eliminar los residuos y toxinas. Además, potencian nuestro sistema inmunitario, el cual tiene su origen principalmente (en un 75%) en el colon. Y son precisamente la flora bacteriana (las bacterias del colon) las que promueven nuestra inmunidad con su actuación sistémica. Además, unas bacterias se controlan a otras en situación de salud porque así mantienen la homeostasis del organismo. Las bacterias son útiles herramientas en tu sistema orgánico, y si trabajas con ellas o las haces trabajar a tu favor, te aportarán siempre grandes servicios, pero si las alimentas con alimentos basura se multiplicarán, y te comerán también a ti por dentro. De hecho, eso es justamente lo que sucederá cuando te mueras.

Si quieres poseer una buena flora bacteriana, toma fibra a diario con tus alimentos (batidos verdes crudos, harina de semillas de lino, chia, psylium…). Ella promoverá la flora intestinal benéfica y evitará la disbiosis intestinal o alteración de la flora. Un estudio de la Sociedad Norteamericana de Microbiología[51] reveló que las personas que tienen migrañas tienen más bacterias orales, las cuales descomponen los nitratos en nitritos (ambos son aditivos alimentarios conservantes en embutidos y carnes), estos después se transforman en óxido nítrico, cuya presencia se relaciona precisamente con la aparición de migrañas.

Estamos llenos de bacterias por todos lados. A esta colección de bacterias que trabajan en nuestro cuerpo se le denomina microbioma o microbiota, que es un conjunto de ecosistemas donde conviven unas con otras en natural vecindad y colaboración. Nuestra boca, piel, mucosas y órganos internos están llenos de bacterias, y si las pesáramos todas, su peso estaría nada menos que entre ¡1 a 2 kg de microbios! El desajuste del microbioma genera múltiples problemas y patologías. Por eso, la microflora de la boca es importante para la salud y mantenerla en buenas condiciones nos ayudará a garantizar también esta.

Para que la flora de la boca esté en buenas condiciones, y bajo control del sistema inmunitario, hay que llevar un estilo de vida acorde a la naturaleza, con buena higiene alimentaria y una limpieza dental natural, sin alcohol ni sustancias abrasivas a base de detergentes sintéticos, como los que hay en colutorios y pastas dentales pues son ellos los que alteran la microbiota y el ecosistema de la boca. Un afamado dentista biológico neoyorkino, el Dr. Curatola, señalaba:

…me sentí muy perturbado al darme cuenta de que formaba parte de una profesión -la American Dental Association- en la que se sigue diciendo que poner mercurio en los dientes no tiene nada de malo. Ade-

---

51. http://msystems.asm.org/content/1/5/e00105-16.article-info

más de eso, todas las investigaciones que estaban surgiendo sobre la fluoración dejaban claro que esta no era la cura para todos los problemas dentales. De hecho, es responsable de muchos otros problemas a los que nos estamos enfrentado hoy en día.

Se estima que más del 80 por ciento de las enfermedades sistémicas tienen manifestaciones en la boca, desde problemas en la sangre, incluso leucemia, diabetes, otras infecciones fúngicas y bacterianas que tienen componentes sistémicos. [...]

Lo que encontramos en nuestra investigación es que las bacterias buenas básicamente tienen menos posibilidades de establecerse en un microbioma saludablemente equilibrado cuando son alteradas, desnaturalizadas o deshidratadas con productos a base de alcohol.

•**Xilitol:** Cada vez se habla más de las bondades del xilitol para promover la salud oral. Este es un azúcar que está generando cierta controversia pues algunos estudios indican que las bacterias no pueden descomponer el azúcar de xilitol tal como hacen con el resto de los azúcares. Esto tiene la ventaja de que durante su descomposición bacteriana no se libera ácido a la boca, que es precisamente lo que ataca el esmalte. Entre los detractores del xilitol se señala que afecta negativamente al intestino, sobre todo en niños, con efectos secundarios de diarrea, dolor abdominal y plenitud gástrica, por lo que deben hacerse más estudios antes de recomendarlo plenamente. Yo creo que aún hay muy pocos estudios al respecto, por lo que hay que tener cuidado.

Entre otras ventajas, el xilitol promueve la insalivación durante su masticación, la cual lava los dientes, eliminando así también cualquier resto ácido que lo pudiese atacar. Por eso, este componente azucarado suele utilizarse en los chicles o gomas de mascar, pero se usa en cantidades mínimas por lo que no parece que pueda actuar suficientemente sobre la flora de la boca, y ayudar a eliminarla. Al menos en teoría, tampoco la empeora.

El xilitol es un azúcar que se halla en frutas, verduras y árboles como el abedul, y que se usa como sustituto del azúcar. Se ha comparado su efecto con otros edulcorantes como el sorbitol y manitol, siendo notablemente más eficaz que ellos en la boca. Un estudio italiano reveló que los niños que masticaban chicles con xilitol después de seis meses tenían un menor pH de la placa, y también menos bacterias *Streptoco-*

cus mutans en sus bocas. No es el único, hay diversos estudios más que avalan esta tesis antimicrobiana del xilitol a la que nos vamos a referir ahora. Veamos cómo actúa.

Parece ser que el xilitol mata de hambre a las bacterias de la boca, bacterias como es el estreptococo mutante típico de las caries. Esta bacteria no puede metabolizar el xilitol como hace con la sacarosa y otros carbohidratos, pero el xilitol la mantiene lo suficientemente ocupada como para que no pueda alimentarse de nada más. Es decir, frena su actividad metabólica y mientras esté presente el xilitol no podrá crear ácidos, ni placa, ni sarro. Para ello se requiere proporcionarle al menos las cantidades mínimas de xilitol presentes en un chicle. Además, el xilitol al mezclarse con la saliva alcanza lugares difíciles donde no llegaría el cepillo, todo lo cual mejora el ambiente en que suele desarrollarse la placa bacteriana.

El resultado final es que al eliminar las bacterias se disminuye también la acidez que producen, ya que es lo que ataca al esmalte del diente. Un estudio japonés que incluía goma de mascar con xilitol y lactato de sodio reveló que esta combinación de ingredientes no solo servía para prevenir la placa dental sino también para reconstruir el diente.

Un dentista alemán, el Dr. Ulrich Bruhn, ha realizado un gran trabajo acerca de las bondades del xilitol, con el fin de dar a conocer su eficacia anticaries y sobre las encías, especialmente entre sus clientes. Tal como cuentan en el sitio HealingTeethNaturally.com, ello casi le costó su medio de vida porque ¡se quedó sin pacientes debido a la mejoría que estos obtenían! Al Dr. Bruhn se le ocurrió que, en vez de masticar chicles con xilitol, se podía usar el propio xilitol en su forma más pura de azúcar para obtener los mismos resultados, y empezó a probarlo primero consigo mismo y luego con pacientes voluntarios, comprobando que al azúcar de xilitol funciona excelentemente. Pero es que, además, el Dr. Bruhn consiguió efectos inesperadamente buenos sobre la enfermedad periodontal también, lo que revelaba que las enfermedades de la encía mejoraban cuando se utilizaba una dosis más elevada de xilitol que la simplemente preventiva. Estos resultados no se habían objetivado en los estudios realizados hasta entonces quizá porque solo se aplicaban dosis habituales en chicles de xilitol.

Sin embargo, son necesarios estudios más amplios y de elevado coste, que no puede asumir de ningún modo un solo individuo y por eso no han sido llevados a cabo y poder contrastar lo experimentado por el Dr. Bruhn. Nos imaginamos que es porque a nadie le interesa curar la enfermedad periodontal y menos a las autoridades sanitarias. Son siempre los enfermos los que tendrán que buscarse su propia curación, como siempre ha sido.

La fórmula de usar el azúcar de xilitol en polvo recomendada por el Dr. Bruhn va un poco más allá de los chicles y se realiza mediante tres enjuagues bucales diarios de solución de xilitol, con el fin de corregir la afectación periodontal y gingival. Se tomará una cucharadita de xilitol (de las de café) en polvo y se debe diluir en la boca con saliva, y luego pasar la mezcla por toda la boca durante tres minutos o más, haciendo enjuagues. Luego se escupe y no hace falta enjuagarse con agua la boca después, sino que hay que dejarlo actuar. Al realizar esto de noche, su acción llega al fondo de las encías, por lo que estas bacterias se eliminan de la boca. Según el Dr. Bruhn, en pocos meses, la caries, la placa dental y la sensibilidad disminuyen hasta desaparecer. Igual que sucede con el Oil Pulling.

Un efecto beneficioso añadido es que las lenguas con color blanquecino recuperan el color rosado normal debido que pierden el revestimiento bacteriano que las coloniza. Con ello, como es lógico, mejora también el aliento[52]. Por estas razones, el xilitol en chicles se puede usar en sustitución de un lavado dental, como medida de higiene ocasional, o también cómo fórmula de consumo de chicles sin azúcar. De hecho, masticar chicles con xilitol es habitual en países avanzados como Finlandia.

Si tomas chicles, por tanto, que sean siempre con xilitol. Esto puede ser interesante para los padres que ven como sus hijos compran chicles con azúcares no adecuados a la salud de sus dientes, pudiendo usar los que tienen xilitol. O también, si no puedes cepillarte por estar padeciendo infecciones dentales, cirugía de implantes, etc., el xilitol está recomendado por su acción desinflamante, siendo mucho mejor que otros antibacterianos como por ejemplo la *clorehixidina*.

El problema del prometedor xilitol es que en caso de implantarse su uso repercutiría notablemente en los ingresos de múltiples laboratorios, fabricantes de material dental y en las propias clínicas dentales. Pero el trabajo del Dr. Bruhn está ahí en la red para todo aquel que quiera experimentarlo y comprobarlo al margen de lo que la oficialidad opine o decida.

---

52. http://www.healingteethnaturally.com/xilitol-autotratamiento-dental-eficaz. html#xilitol-asombrosas-curaciones-dentales

El milagroso MMS

La Solución Milagrosa Mineral o MMS es un descubrimiento casual del buscador de oro Jim Humble. Estando en la selva de centroamérica con sus compañeros, varios de ellos contrajeron el paludismo (o malaria) transmitida por el mosquito *Anópheles*. En medio de la selva, devorados por las alucinaciones de la fiebre que los consumía mortalmente, y sin poder hacer nada más por ellos que rezar, a Humble no se le ocurrió otra cosa que disolver unas tabletas de cloro utilizadas para depurar el agua de la selva, y dárselo a beber a los enfermos. Ante su sorpresa, en dos horas, sus compañeros estaban de nuevo sanos y a salvo de la grave enfermedad, riendo junto a él por la feliz idea que tuvo.

Y es que el MMS es el producto de una reacción entre una base (clorito sódico) y un ácido débil, normalmente vinagre o zumo de limón, que se libera tras una reacción exotérmica en forma de una sustancia amarillenta muy alcalina (dióxido de cloro), a la que él denominó Solución Milagrosa Mineral. El MMS es un producto altamente eficaz frente a todo tipo de gérmenes y bacterias, no olvidemos que se trata de una variante del cloro, y no solo eso, también lo es frente a enfermedades diversas porque, tomado en dosis mínimas, produce una gran alcalosis orgánica que contrarresta la acidez típica con la que cursan todas las enfermedades.

Jim Humble intentó patentar su descubrimiento sin lograrlo por los intereses que concitaba, siendo perseguido en su propio país, EE. UU., bajo amenaza de asesinato y con una vida de película tras de sí, que finalmente decidió entregarlo al dominio público para que no se perdiera su fórmula magistral. Con el MMS, al parecer la malaria se cura en pocas horas, y Humble intentó demostrarlo en África curando en pocos días a más de 800 personas de paludismo, casi al instante con solo tomar unas gotas, ante el asombro de los lugareños. Pero finalmente tuvo que escapar del país ante las amenazas de las autoridades vertidas sobre él.

El MMS es obvio que se trata de un antiséptico local y general de primer orden, pero que ha desafiado los canales de distribución de los productos sanitarios, al no ser ofertado por los grandes laboratorios farmacéuticos. Eso conlleva que no tenga la aprobación de las autoridades que defienden siempre los intereses corporativos de las empresas que financian su sistema con prebendas y regalos. No hablo de países africanos o tercermundistas, sino de todos los países europeos y de EE. UU.

Si queréis saber más sobre el MMS, en internet encontraréis muchos videos de cómo activar el MMS y utilizarlo correctamente. Aunque en España no lo venden, porque está prohibido para utilizar en personas enfermas, lo encontraréis como producto para depurar el agua en alguna web como voedia.es y clorito.es. Por unos veinte euros tenéis MMS suficiente para mucho tiempo, incluso años, y se vende en dos botes para mezclar entre sí varias gotas y activar la generación del MMS.

Una vez activado, el MMS diluido en agua se emplea para enjuagarte bien la boca, pues ataca las bacterias de la placa y la caries, y se mete por las fisuras de los dientes ayudando a soldarlas, tal como he podido constatar con algunas personas que lo han usado. Esto evita que el diente se agriete más y se parta, y -con suerte- que el diente se vuelva a unir si le damos la higiene recomendada en este libro.

Pero el MMS va mucho más allá que los simples cuidados bucales. Puede ayudar a alcalinizar un cuerpo degradado por los ácidos, tal como hace la «cura de bicarbonato de sodio» del Dr. Simoncini, pues el principio en el que se basa es el mismo: generar alcalinidad en el organismo acidificado y enfermo.

Siempre que se tome MMS hay que proceder con cuidado y echar pocas gotas en abundante agua, para ir aumentándolas progresivamente, sin olvidar nunca que es un derivado de la lejía. Por tanto, requerirá una buena hidratación diaria y el consumo de muchos vegetales alcalinos y fibra para barrer el resultado del choque del alcalino MMS con las toxinas ácidas que se hallan presentes en un cuerpo enfermo. De ese choque sale la salud o equilibrio, pero hace falta estar seguro y saber qué se hace, por lo que recomiendo que se busque ayuda después de leerse los dos libros de Jim Humble y ver sus vídeos, así como los de Andreas Kalcker, que produce videos donde informa de las virtudes de este producto. Como a Kalcker también le han prohibido legalmente en España difundirlo como sustancia curativa suele referirse al MMS hablando de «Mensajes Multimedia»…

Por su parte, dada la persecución recibida en EE. UU, Jim Humble se vio obligado a refugiarse en el único tipo de organización en la que no podían atropellarle en su país: la religiosa. Así que fundó un credo, basado en curar a los enfermos, por el cual imparte bendiciones con agua purificada (MMS), y sus seguidores se extienden por el todo mundo en la Iglesia del Génesis II. Como dice la revista *Dsalud* respecto al MMS: «es demasiado eficaz, hay que prohibirlo».

Pero en la actualidad, hay diversos países de África, América (México, Nicaragua), Europa (Suiza, Andorra) y Japón que han empezado a utilizarlo como terapia novedosa, incluidos dentistas españoles independientes. Si decides utilizarlo, infórmate bien del protocolo y pon cuidado en no usarlo a la ligera. Tengo que pedirte que consultes a tu médico antes de utilizar tratamientos como el MMS, de origen no validado por las autoridades oficiales. Así que aprovecharé también para decirte, por la misma razón, que consultes también con tu asesor natural cualquier tratamiento que te receten tanto tu médico como tu dentista, y después decide por ti mismo. Las segundas opiniones son buenas en todas las materias.

■ Cuando hay dolor, úlceras o infección usa ¡agua con sal!

A lo largo de mi infancia y juventud padecí en numerosas ocasiones de inflamación de encías, flemones o abscesos dentarios, y siempre las resolví con un viejo remedio que me daba mi madre, que consistía en realizar enjuagues con agua caliente salada (salmuera). Es un colutorio estupendo, que sirve para neutralizar ácidos y promover un pH dental más alcalino, además de desinflamar las encías y eliminar las aftas o úlceras bucales. El uso de salmuera es a mi juicio el mejor método para combatir el dolor de muelas y encías, y resolver todo tipo de infecciones e inflamaciones de la boca y tejidos aledaños. Usar remedios farmacéuticos como paracetamol y la aspirina, o antiinflamatorios como el ibuprofeno, puede causar mayores daños aún a medio plazo por la afectación hepática que producen y porque no solucionan el problema, tan solo parchean el dolor y lo desplazan un poquito más adelante en el tiempo. Los antibióticos, por otra parte, pueden disminuir la infección y la inflamación, pero tampoco revierten la verdadera causa.

El Dr. Curatola, uno de los grandes dentistas holísticos, recomienda usar la sal del Himalaya como una forma de colutorio natural. La sal actúa por ósmosis a nivel de la mucosa oral, y rebaja la inflamación ya que tiende a deshidratar y vaciar las células a las que toca. Esta acción osmótica permite que la inflamación de la pulpa del diente -o muela- también se reduzca y mejore la presión del tejido que ocasiona el dolor. Además, la sal impide la proliferación bacteriana porque es antiséptica a nivel local. Debes usar una cucharilla (de las de café) bien llena con sal del Himalaya (o sal marina sin refinar) y disolverla en medio vaso de agua ligeramente caliente, y luego enjuagarse con ella varias veces al día mientras dure la inflamación o infección.

Si hervimos el agua, la sal se difunde mejor en ella, pero habrá que esperar a que baje de temperatura para aplicarla en la boca. Cuanto más salada esté, más potentemente actuará. Para el dolor dental considero que no hay mejor consejo que este de la sal. Se puede usar también bicarbonato sódico en su lugar, o bien mezclar ambos ingredientes para darle un pH más alcalino, pero a mi juicio la sal es más eficaz que el bicarbonato por su acción osmótica a la hora de corregir la inflamación y la infección.

Se deben repetir los enjuagues salados tantas veces como se requiera, y luego dejar actuar sobre el lugar, sin lavar con agua. El mejor modo de que no se produzcan infecciones bucales es no llevarse nada a la boca contaminado (bolígrafos, dedos sucios...) y tener cuidado con lo que se mastica pues las encías se inflaman con el masticado de cosas duras como frutos secos, etc. Todas estas inflamaciones son resultado de su mal estado y de realizar cuidados basados en aplicar pastas dentales, que agreden las encías y las inflaman. Un remedio sencillo que no tiene precio, porque es más eficaz y sin secuelas que todo lo que nos ofrecen las boticas.

•**Receta de salmuera**: Prepara un vaso de agua filtrada (sin cloro) y hiérvela. Cuando esté en ebullición, añádele una cucharada de sal del Himalaya. Deja enfriar el agua y separa el agua en un bote con tapa. Puedes echarle unas gotas de aceite esencial de menta o eucalipto. Después de comer alimentos ácidos, o antes de cepillarse los dientes, puedes enjuagarte la boca con esta salmuera individual, aproximadamente durante un minuto y luego escúpela. Repítelo varias veces a lo largo del día. Es un modo magnífico para desinflamar encías crónicamente irritadas, alcalinizar la boca, neutralizar ácidos y matar bacterias.

Cómo preparar pasta de dientes natural en tu casa

Si alguna vez te has preguntado con que blanquean los dentistas los dientes de sus clientes debes saber que el gel que usan no es otra cosa que H_2O_2 , más conocido como ¡agua oxigenada! Algo tan corriente, sin embargo, se reviste tecnológicamente mediante el envasado para su aplicación en clínicas dentales, cuando podrías aplicártelo tú mismo en tu casa con un poco de cuidado. Es fácil de hacer, pero hay que conocer ciertos riesgos que corremos si la aplicamos mal, es decir, en exceso.

Una directiva de la unión europea de 2012 declaró ilegal usar más de un 6% de agua oxigenada para tratamientos dentales de blanqueamiento porque el agua oxigenada —como sucede con los ácidos— ataca también el esmalte. Así que, si decides usarla, primero dilúyela mucho en agua (menos del 6%) y ten en cuenta que corres el riesgo de consumir una parte de tu precioso esmalte dental. En todo caso, úsala con cuidado y recuerda todo lo explicado hasta aquí.

Los dientes se blanquean naturalmente de otra forma, que consiste en una alimentación rica en enzimas y minerales que repongan el color propio de la dentina y el esmalte, de tal modo que sean los alimentos los que saneen los dientes naturalmente y por dentro mediante el fluido dentinal. También una buena limpieza externa de los mismos, con agua y jabón, permitirá la posterior remineralización del esmalte mediante la saliva, lo que finalmente blanqueará los dientes de un modo apropiado y natural. A mi juicio estas son las mejores opciones. Aun así, te voy a dar una formulación natural que te ayudará a limpiarlos a fondo.

Las pastas dentales blanqueadoras y las «todo-en-uno» contienen productos químicos abrasivos por sus ingredientes activos, tales como el peróxido de carbamida o el carbonato de calcio, que dan un color más blanco a los dientes a costa de la salud de los mismos. Además, contienen detergentes como lauri sulfato de sodio o SLS y únicamente pueden eliminar las manchas superficiales del esmalte, pero no pueden resolver los problemas serios, porque el color está en la dentina, no en el esmalte y no llegan hasta ella.

El esmalte es un cristal transparente que recubre la dentina, y es cierto que puede ensuciarse, pero blanquearlo nunca es la solución. Usar productos agresivos para limpiar el esmalte es un error, sobre todo cuando el color está en la dentina. Vigila la sensibilidad dental, pues es la prueba de que te estás quedando sin esmalte, y este tipo de productos dentífricos «todo en uno» ayudan notablemente a ello. Los blanqueamientos con láser pueden dar también como resultado sensibilidad dental, por lo que tampoco son una solución, sino al revés, son la puerta de todos los problemas pues producen la cavitación de los dientes.

Por eso, hay que escapar de todas las preparaciones comerciales y si necesitamos limpiar a fondo los dientes de placa o manchas, lo mejor es usar agua y jabón. Ocasionalmente, repito, solo ocasionalmente, podemos utilizar una preparación casera de pasta dental como es la que te dejo a continuación. Para preparar pastas dentales hay diversas fórmulas, pero las más habituales suelen contener bicarbonato sódico que es un polvo blanco y alcalino con varios usos en la vida diaria, entre ellos combatir la acidez la digestiva o la limpieza de objetos metálicos. No se debe usar más de dos veces al mes, aproximadamente, según como esté de abundante el sarro. Es una fórmula natural pero abrasiva, especialmente si le añadimos agua oxigenada. Vete experimentando poco a poco para no excederte.

FÓRMULA BLANQUEADORA
Esta es la fórmula más sencilla que existe para limpiar y pulir tus dientes de un modo rápido, sano y eficaz. Pero repito que no debe utilizarse más de dos veces al mes, pues conozco casos que ha deteriorado el esmalte tras utilizarlo de modo habitual.

En un vaso preparar:
• Una cucharadita de bicarbonato sódico (soda).
• Media cucharadita de sal del Himalaya.
• Agua, echar unas gotas hasta dar consistencia de pasta.

El agua añadida puede provenir de una infusión o decocción de plantas como la artemisa o té verde para aumentar sus efectos antiinflamatorios y sobre las encías. Removerla bien, y ponerla en un frasco de cristal en el cuarto de baño, preparada para cuando te cepilles. Unta una pequeña cantidad cada vez y lava tus dientes un par de minutos. Esta pasta dental es abrasiva y por esa razón limpia y desinfecta muy bien, por lo que su uso ocasional es perfecto en lugar de las perniciosas pastas blanqueadoras. Hay que frotar bien por la cara interna de los dientes, especialmente los inferiores, que es donde se acumula la capa más grande de sarro y de placa dental. Y después enjuagar con suficiente agua y buen cepillado.

Si queremos completarla con más ingredientes que mejoren el sabor podemos probar con esta otra fórmula:

•**Ingredientes:** Agua (con unas gotas de agua oxigenada), bicarbonato sódico, arcilla, sal, jabón dental líquido (si lo tenemos), aceite esencial de plantas, como la menta.
• 50 g de bicarbonato.
• 10 g de sal.
• 50 g de arcilla apta para consumo.
• 2 gotas aceite esencial a elegir.
• 10 ml (o más) de jabón dental líquido.
• 10 ml de agua, con unas gotas de agua oxigenada (diluida al 3 % en agua), y mezclar todo hasta conseguir una textura pastosa.

PASTA DENTAL NATURAL
Puedes hacer también tu propia pasta dental con aceite de coco, bicarbonato y aceite esencial de menta, hierbabuena, tomillo... El aceite de coco inhibe todo tipo de bacterias y virus, incluido el *Streptococo mutans* que es el que da lugar a las caries. El bicarbonato alcaliniza la boca y barre la placa, y el aceite esencial de menta ha demostrado ser superior a la clorhexidina como antiséptico bucal.

Toma un poco de aceite de coco y ve añadiéndole bicarbonato sódico hasta que adquiera consistencia pastosa, agrega después dos gotas de aceite esencial de menta y ya está lista. Guárdala siempre en un frasco de vidrio porque el vidrio no interacciona con estos productos químicos. No es recomendable usarla a diario por las mismas razones que las anteriores, sino que debe usarse con precaución. Puedes añadirle también arcilla blanca o verde para aumentar su eficacia, u otros ingredientes a tu gusto como es el MMS.

Lo ideal es combinar estas fórmulas de modo muy ocasional, con el uso diario de agua y jabón dental. Te irá mucho mejor y no estarás metiendo químicos neurológicos a tu organismo. Asegúrate de haber leído bien este libro antes de ponerlo todo en práctica, y haber comprendido lo que supone su uso.

FÓRMULA: Aceite de coco, bicarbonato sódico, arcilla, sal, aceite esencial de plantas (opcional).
• 20 g de bicarbonato sódico.
• 10 g de sal.
• 50 g de arcilla apta para consumo.
• 2 gotas aceite esencial a elegir (menta, eucalipto, tomillo, árbol de té…).

■ Ten jabón dental en tu casa

El jabón natural siempre ha sido mucho mejor para la limpieza y el cuidado de nuestra piel que los jabones comercializados habitualmente en los supermercados, ya que está libre de sustancias químicas artificiales, y nos garantiza un mayor beneficio dermatológico. No solo eso, nos da mejor hidratación de la piel gracias a sus aceites naturales, un mayor equilibrio de nuestro pH natural y suavidad a la piel. Lo mismo sucede con su uso sobre los dientes, el jabón natural los cuida y limpia.

Si quieres usar un colutorio estupendo después de cepillarte para limpiar a fondo toda la boca, vuelve a añadir jabón al cepillo y fabrica espuma con él. Después toma un poco de agua en la boca y mézclala con la espuma del jabón y lánzala contra los dientes haciendo enjuagues con ella durante un par de minutos. También puedes echar unas gotas de jabón líquido en tu boca y enjuagarte luego, añadiendo un poco de agua si es preciso. El jabón dental atrapará las bacterias y te limpiará la boca a la perfección. Al terminar haz de tres a cuatro enjuagues con agua limpia para retirar el sabor a jabón. Esto mantendrá tu boca y dientes perfectamente limpios hasta en los recovecos más profundos a los que no llega el cepillo.

El jabón de aceite de oliva y el de coco son a mi juicio los mejores para utilizar a la hora de fabricar jabón dental, por su facilidad para conseguirlos y por sus propiedades naturales de todo tipo. El jabón hecho con aceite de oliva es conocido en todo el mundo como jabón de Castilla, siendo esto algo que curiosamente solemos ignorar en España. En cambio, conocemos otros tipos de jabones como el de Marsella o el de Alepo, mientras que desconocemos el nuestro.

El jabón de Castilla es un jabón con base en aceite de oliva, pero que también puede llevar un poco de aceite de coco (para dar espuma y dureza), aceite de sésamo, jojoba... Lo desarrollaron los árabes al ocupar la península, tras hallar aquí numerosos olivos plantados por los romanos, y comprobar que el aceite de oliva mejoraba el jabón que ellos fabricaban con base de aceite de coco y jojoba.

Existen numerosas razones para usar jabón de Castilla en la piel, pero la principal es que es un jabón con base en un aceite vegetal completamente natural y sin la variada mezcla de detergentes químicos que encontramos en los jabones comerciales y los geles de baño, que son una sopa química muy peligrosa y que nunca se deben aplicar en la piel y menos a la boca, por ser todos ellos tóxicos. Algunos jabones a la venta, ni son jabón siquiera, sino que se trata de detergentes con apariencia de tales.

El de Castilla es un jabón apto para veganos, pues tiene origen vegetal, mientras que los ingredientes con los que se hacen la mayoría de los jabones comerciales son con grasa procedente de los animales sacrificados en mataderos. Es altamente probable que el jabón de manos que estés usando cada día provenga de ese tipo de grasa, salvo que especifique claramente la procedencia vegetal de sus ingredientes.

Además, como ya he explicado, el triclosán es un detergente presente en muchas formulaciones de jabones y pastas dentales y provoca como efecto rebote un repunte de las bacterias, porque las hace resistentes. Al igual que sucede con los antibióticos, usar este tipo de jabones es contraproducente a medio plazo. En cambio, el de Castilla no provoca este efecto. Los jabones antinaturales, cuando no llevan aceite de coco no espuman fácilmente, por eso los fabricantes añaden casi siempre el lauril sulfato de sodio o SLS, otro peligroso ingrediente del que ya hemos hablado.

Sin embargo, el jabón de Castilla espuma bien, especialmente cuando le añadimos un poco de aceite de coco como aditivo. Espumará además sin necesitar tanta agua como requiere el SLS, poseyendo una capacidad de limpieza similar, pero sobre todo no tendrá los riesgos de éste para la salud. Por eso, el jabón castellano es un jabón apto para bebés y mascotas, siendo en realidad para todos los rangos de edad, pues su formulación está libre de ingredientes químicos que irritan la piel. Otra ventaja de su uso es que no degrada el medio ambiente como los detergentes, pues se disuelve de modo natural, ni afecta al medio acuático ni a los seres vivos que lo habitan. Es decir, es biodegradable.

Hay muchas fórmulas y maneras de hacerlo, que podrás encontrar por la red o en libros, así que no voy a insistir en este aspecto. Lo puedes fabricar en tu casa con el objetivo de cuidar tu piel, tu cabello, como crema de afeitar, para lavar frutas, limpiar suelos, lavavajillas, lavadora… y por supuesto también como jabón dental. Antes de usarlo debes testar el pH del mismo. No debe ser demasiado alcalino, es decir no debe ser superior a 10 pH porque si no será agresivo con tu mucosa oral y cara interna de los labios. Es normal que el jabón sea algo alcalino, de otro modo no sería jabón, pero debemos usar uno con un pH no demasiado elevado. Un pH entre 8 y 9 pH está muy bien. Además, al ir mezclado con agua durante el cepillado, el pH no afectará apenas a la mucosa (pero sí a las bacterias) ya que el jabón quedará muy diluido. Es decir, que no tendrás ningún problema con él, y tus dientes brillarán de limpios.

Los parámetros de la escala del pH van de 1 a 14, siendo 1 muy ácido y 14 muy básico o alcalino. El punto medio es 7, que marca la neutralidad, es decir ni ácido ni alcalino. Cuanto más se acerque un jabón al pH neutro menos agresivo será para la piel, aunque también es cierto que la ropa la lavará peor y también la estropeará menos. Por tanto, la alcalinidad es propia del jabón como producto limpiador que es, pero debemos usar un jabón que no nos queme la boca. Algunos jabones naturales puestos a la venta en ferias y mercados tienen un pH muy alto, por estar poco curados aún. El tiempo de secado es de dos meses mínimo pero algunos comerciantes los venden antes de ese tiempo por razones de interés comercial y poca profesionalidad. El modo de reconocer si un jabón está mal curado y es aún muy alcalino es midiéndolo con tiras de pH de papel tornasol, de venta en parafarmacias, y también probándolo con la lengua. Si lo tocamos con la lengua y no pica, entonces será apto también para usar en la boca. Por «picar» quiero decir sensación desagradable de ligera quemazón en la lengua. El jabón sabe a jabón, pero no «pica». Tampoco es que sepa muy mal, simplemnte sabe un poco a jabón. Si pica, la sensación puede parecer como una especie de mini descarga eléctrica sobre la lengua, revelando que el jabón no está bien curado aún. Deberás esperar unas semanas más antes de empezar a utilizarlo.

Hay muchas fórmulas, demasiadas quizá, en la red sobre cómo hacer jabón natural. Has de tomar ciertas precauciones físicas, a nivel cutáneo y respiratorio, durante su fabricación porque se emplea cierta cantidad de sosa cáustica que es la que reacciona con el aceite para dar lugar al jabón. De ahí, que el uso de guantes sea necesario, y procurar no respirar los vapores de hidróxido de sodio que se producen cuando añadimos la sosa al agua. No procede explicar aquí como fabricar jabón sólido, pero sí cómo preparar jabón dental líquido a partir de éste.

Hay muchos tipos de jabones naturales, así que lo más importante es tener claro para qué lo queremos usar. Normalmente son para la piel o la ropa, por lo que no todos nos servirán para lavar los dientes. Unos son exfoliantes, otros hidratantes, revitalizantes, etc. Si lo compras, comprueba que sus ingredientes no sean una sopa química de laboratorio, y que se trate un producto natural, como el jabón dental que yo fabrico, a base de aceite de oliva y coco. Veamos ahora cual es la fórmula fácil y rápida de preparar jabón dental líquido en tu casa y para siempre.

■ Cómo preparar jabón dental «CLAREO»

Es muy fácil preparar en tu casa una alternativa sana a las peligrosas pastas dentales. «Clareo» es el nombre de mi fórmula personal para preparar fácilmente un jabón dental que devolverá su color blanco natural a tus dientes y la salud oral poco a poco. La característica principal del jabón tipo Clareo es que es un jabón líquido, con sabor a menta o naranja (si le añades aceites esenciales), y que no sabe a jabón. Veamos cómo hacerlo fácilmente en casa.

1. COMPRAR UN JABÓN ARTESANO NATURAL

Compra una pastilla de jabón vegetal, mejor a base de aceite de coco y oliva, o bien fabrícalo tú mismo siguiendo los procedimientos para fabricar artesanalmente jabón vegetal. No me extiendo en cómo fabricar jabón porque no es el objeto de este libro y encontraréis muchas webs que os enseñan a hacerlo en casa. Mucha gente decidirá comprarlo en pastilla, por lo que lo primero es comprobar que sea artesano, es decir, que no sea del comercial, y que venga sin ingredientes químicos, así como que esté bien curado. Está curado cuando han transcurrido dos meses al menos desde su elaboración. Algunos jabones artesanos que venden en ferias naturales, por las prisas en venderlo no están bien curados aún, pero son sanos. Puedes comprobar su curación, como ya he dicho, tocándolo con la punta de la lengua para ver si pica. Los jabones curados no pican, los crudos sí por la sosa que aún contienen, que está sin saponificar del todo. Si ves que pica y no está curado, espera a que pasen varias semanas hasta utilizarlo, y déjalo esperando en un cajón sin humedad.

Si la pastilla de jabón está en estado de óptimo uso, podemos cortarla en trozos más pequeños para compartir con los miembros de la familia. Deberás meterlo en una cajita metálica especial para él y puedes usar este jabón ya directamente, simplemente frotando el cepillo en seco sobre la pastilla de jabón.

Dale solo un toque o dos con el cepillo sobre la pastilla y luego cepíllate a fondo, enjuagando muy bien al final para que no queden restos de jabón sobre los dientes, ni tampoco quede sabor a jabón. Verás que hace espuma fácilmente y simplemente hay que lavar bien el esmalte como si fuera un cristal, con un barrido mecánico por parte del cepillo. Úsalo comedidamente y así no tendrás problemas en toda la vida con tus dientes. Muy pronto, tus encías se volverán sonrosadas y libres de placa y sarro. Tu esmalte se regenerará posteriomente con tu saliva, y la salud gingival y dental florecerá por sí misma, especialmente si además evitas los alimentos azucarados y neutralizas los ácidos de los alimentos.

Tal como sucedió en mi caso, algunas personas me han comentado que su dentista se quedaba asombrado cuando iban a la revisión anual y no tenían que realizarles ya la limpieza del sarro, sencillamente porque éste había desaparecido usando a diario jabón dental. Llegaban incluso a pedirles la fórmula que tienes en tus manos.

El aceite de coco que contiene nos garantizará que forme bastante espuma, lo que dará la sensación de usar un dentífrico, pero sin el peligroso surfactante SLS (lauril sulfato de sodio) ni el triclosán que aquellos usan para formar espuma. Aún sabrá bastante a jabón, lo cual hay gente a la que no le importa, pero en cambio a muchos otros –acostumbrados a las pastas dentífricas- puede que no les guste ese sabor. Sin embargo, el sabor más fuerte del jabón sólido me llevó a preparar una fórmula líquida, diluyendo en agua caliente una pastilla de jabón natural artesano de oliva y coco. Para hacerlo sigue estos pasos que expongo a continuación, y así preparar jabón líquido «Clareo» a partir de una pastilla de jabón artesano natural.

2. PESARLO

Pesa la pastilla de jabón natural artesano, y luego multiplica su peso por diez. Esa es la cantidad de agua aproximada en que habrás de diluirlo. Si pesa por ejemplo 250 g, deberás diluirlo en 2.500 g de agua (2,5 litros) o incluso un poco más. Todo esto es algo aproximado y dependerá del gusto de cada cual, si lo prefieres más denso o menos.

3. DILUIRLO EN AGUA

Calienta esa cantidad de agua en una olla hasta que hierva y después apaga el fuego. Una vez apagado el fuego, ve rallando la pastilla de jabón con un rallador de verduras para así aumentar el contacto del jabón con el agua caliente. Añade las ralladuras de jabón y revuélvelo bien. No importa si se amontona, simplemente déjalo descansar durante horas hasta que se enfríe, y el jabón se disolverá totalmente poco a poco.

4. ACEITE ESENCIAL DE MENTA

Una vez frío podrás añadirle el aceite esencial de menta u otros que prefieras. Yo uso habitualmente menta, eucalipto y naranja. Normalmente yo echo 10-15 gotas de aceite esencial por cada 100 cc de jabón dental líquido «Clareo». Es decir, para 2.500 cc (2,5 litros) habría que añadir 250 gotas aproximadamente de un aceite esencial. Pero como preparo numerosos botes de 125 ml cada uno, les echo unas doce gotas a cada envase cuando lo preparo. Guardo el volumen más grande de jabón en un envase de varios litros.

Recuerda, no te pases tampoco con los aceites esenciales porque sus efectos son potentes, y sus ácidos grasos reaccionan con el jabón, que es ligeramente alcalino, lo cual no es malo pues rebaja aún más su pH, equilibrándolo hacia la neutralidad. Usa un máximo de diez o quince gotas, como decía, por cada 100 cc de jabón licuado, y así no tendrás problemas. Algunas personas son alérgicas a los aceites esenciales, así que testéalos echándoselo primero en la cara interna de su antebrazo.

5. ENVASADO

Adquiere por internet varios envases de 100 ml o 125 ml de color ámbar ya que el vidrio ahumado evita el deterioro por la luz solar, que tengan cuentagotas. Llena después varios envases para tenerlos en tu cuarto de aseo, o regalárselos a tu familia y amigos.

Por cada cepillado basta con usar 1 ml de jabón dental líquido sobre el cepillo. El jabón líquido «Clareo» es muy suave y rico en la boca, pues tiene el sabor a menta o naranja que le hayamos dado. No cansa, espuma muy bien, y limpia perfectamente. No daña la boca ni los dientes y lo puedes usar incluso como colutorio con un poco de agua. Llevo años usándolo constantemente y mi boca, así como la de toda mi familia y amigos, no ha hecho más que mejorar. Es algo sano y natural que nos ayudará a cuidar la dentadura por sus múltiples beneficios, y os garantizo que ¡¡nunca volveréis a usar pasta de dientes!!

MODO DE USO

Jabón líquido clareo:
• Moje previamente el cepillo de dientes en agua o, simplemente, aplique el jabón dental directamente en el cepillo, y luego cepíllese con él. saldrá abundante espuma sin necesidad de agua.
• Durante 1 o más minutos cepille sus dientes por la cara interna y externa de los dientes, de arriba abajo o en círculos. enjuáguese varias veces con agua al acabar, y si lo requiere, prepare un colutorio mezclando en la boca la espuma del jabón con un poco de agua y láncelo entre los dientes para una limpieza a fondo de toda la cavidad oral.

Jabón sólido:
• Frote el cepillo en seco sobre el jabón dental sólido, y luego puede humedecerlo, o bien cepillarse directamente con él. Saldrá espuma rápidamente. durante varios minutos, cepille sus dientes por la cara interna y externa de sus dientes, de arriba abajo o en círculos. enjuáguese varias veces bien al acabar.

Por una limpieza dental natural,
¡conviértete en tu mejor dentista!

Otros ingredientes naturales y dispositivos domésticos

ACEITES ESENCIALES: Un estudio publicado en *Journal of Clinical Periodontology* reveló que el uso de aceites esenciales para enjuagues bucales era capaz de reducir hasta en un 75 % la bacteria que causa las caries dentales, el *Streptococcus mutans*. Te recomiendo adquirir aceites 100% naturales, no adulterados ni diluidos si los vas a usar por vía interna. Comprueba antes que no te produzcan alergia, aplicando unas gotas en la cara interna tu antebrazo. Hay muchos aceites de baja calidad y precio, usados para dar olor en difusores. Vigila que sean aceites esenciales totalmente naturales y con garantías para uso interno, si es que vas a llevarlos a tu boca.

Todos los aceites esenciales son antibacterianos, antivirales y antifúngicos, pero con la ventaja de que las bacterias no desarrollan resistencia frente a ellos, al revés que a los antibióticos. No solo eso, además estimulan al sistema inmunitario para que sea más eficaz. Sus moléculas atraviesan la barrera encefálica, llegando al órgano más protegido: el cerebro. Concretamente al hipotálamo que libera neurotransmisores como las felices endorfinas, la relajante serotonina o la energética noradrenalina. También mejoran la respuesta del sistema nervioso, la digestión y despejan la mente.

• **Espino amarillo:** ayuda a regenerar las encías y las células.

• **Árbol de té:** para gingivitis y periodontitis. Es antiinflamatorio y antiplaca. Un filón para la salud dental.

• **Canela:** antiséptico, antibacteriano, estimula la circulación en las encías. Usar diluido.

• **Clavo:** analgésico, antibacteriano, antiviral, antifúngico. Debe diluirse también.

• **Menta piperita:** a su conocido efecto digestivo y refrescante, hay que unir el antiinflamatorio. Ayuda a mantener a raya a las bacterias de la boca.

• **Orégano:** es un antibiótico natural, con propiedades antibacterianas, antisépticas y analgésicas. Fortalece el sistema inmunitario y debe diluirse previamente.

• **Tomillo:** antibacteriano e inmunoestimulante.

• **Neem:** antifúngico, antiácaros y antibacteriano. Se usa para inflamación de encías porque favorece la circulación y la desinflamación, así como la eliminación del dolor.

PLANTAS MEDICINALES: Todas son remineralizantes, a base de minerales orgánicos, y con diversas propiedades añadidas antiinflamatorias, antisépticas, analgésicas… Masticar perejil puede ayudarnos con el dolor de muelas, y también el clavo, una especia que contiene *eugenol*, el cual actúa como sedante. El ajo fresco, colocado en el sitio doloroso y el té negro, también ayudan. La raíz de jengibre es también un antiinflamatorio natural. Es recomendable hacer infusiones con cola de caballo, salvia, tomillo, menta, jengibre, orégano, clavo…

BICARBONATO DE SODIO: Es un antiácido utilizado también por vía oral contra la gastritis y el reflujo ácido. Actúa como desinfectante de la boca y como es desodorizante mitiga la halitosis. Elimina las manchas más resistentes y por eso se usa también para fregar suelos y dejarlos brillantes, limpiar plata, etc.

Al cepillarse -muy ocasionalmente- con agua salada y bicarbonato, se reduce la placa dental y el sarro, por lo que previene la enfermedad periodontal. Eleva la absorción del calcio salivar (siempre que no se use pasta de dientes después), y reduce los ácidos presentes en la boca por su carácter netamente alcalino. Es el mejor pulidor dental usado junto con la salmuera, y con un poco de arcilla también.

ARCILLA: Absorbe toxinas e impurezas de los tejidos porque tiene una carga + y también los metales pesados. Las formas de bentoniza y zeolita son las más utilizadas para consumo interno o añadir a la pasta dental natural hecha en casa. Es de uso ocasional sobre el diente, porque desgasta mucho el esmalte.

AGUA OXIGENADA (H_2O_2): Hay que rebajar su proporción en agua al 3% aproximadamente para que no queme en exceso el esmalte cuando haga el blanqueamiento. Usar en muy pocas ocasiones y con mucha precaución, pues su efecto es fuerte ya que, de hecho, el peróxido de hidrógeno o agua oxigenada (H_2O_2) es lo que usan los dentistas para blanquear los dientes. No debe usarse con estructuras metálicas en la boca, pues reaccionan con ella.

ÁCIDO ALFA-LIPOICO: Es un quelante de metales pesados del organismo, es decir, los extrae. Hay que tomarlo en la forma de ácido alfa-lipoico R-ALA, durante tres meses, para extraer metales procedentes de amalgamas dentales. El cilantro es una planta que también elimina metales pesados del organismo, cuyo consumo es totalmente recomendable si tienes amalgamas o comes mucho pescado que suele contener mercurio.

POLEN: Rico en todo tipo de minerales orgánicos y además cuenta con poder antibiótico. Sirve para remineralizar el organismo de un modo fácil, añadiéndolo a la leche vegetal con o sin miel. Es excelente en el desayuno de los niños a partir de los dos años.

RASPADOR DE LENGUA: Es un dispositivo que limpia mecánicamente por arrastre la superficie de la lengua, dejándola libre de residuos que son pasto de los microbios. También puedes usar una simple cuchara en su lugar, pero si deseas algo más específico puedes usar el raspador de lengua.

La lengua contiene mucosidades que emergen del aparato digestivo y que colaboran a dar mal aliento y a formar placa dental. Limpiarla a diario ayuda a mejorar el estado de la boca, pero una buena alimentación es la verdadera clave de que la lengua no se presente «saburrosa» por las mañanas, delatando nuestra mala alimentación, digestión y/o eliminación. Este hecho indica la necesidad de alcalinizar nuestra dieta y eliminar alimentos refinados de la misma.

Se vende en herbolarios o internet y se utiliza limpiando desde el fondo de la lengua hacia delante, pasándolo dos a tres veces y enjuagándolo a continuación con agua caliente. El uso de jabón dental también minimiza esta capa de la lengua.

DISPOSITIVOS DE VIGILANCIA Y LIMPIEZA DENTAL: Existen a la venta en internet kits de higiene dental, como los que usan los dentistas para eliminar el sarro y la placa. Incluyen raspador de dientes, un espejo, ganchos, utensilios con punta de goma para limpiar las encías, etc. Son de uso doméstico o personal y pueden ayudarnos a vigilar más la evolución de nuestra salud dental porque nos permiten ver y limpiar zonas de difícil acceso. Deben ser de acero inoxidable y debes esterilizarlas después de su uso con agua hirviendo o MMS.

CEPILLO IÓNICO: No puedo avalarlo porque nunca lo he probado, pero, si no usa pasta dentífrica, está ya en el buen camino. Es un cepillo que tiene detractores que dicen que no limpia más allá de un cepillo convencional, pero otros muchos usuarios, en cambio, dicen que funciona muy bien. Al parecer, el cepillo iónico ioniza y alcaliniza la saliva, ayudando a eliminar la placa dental. Contiene en su interior una barra de dióxido de titanio que responde a la luz soltando iones negativos los cuales al unirse a la saliva eliminan la placa dental y las bacterias de la boca sin necesidad de usar dentífrico. Fue inventado por el profesor. Dr. Yoshinori Nagakawa en los años 80 y actualmente ya se venden solo en Japón más de cuatro millones de unidades por año. Si no funcionase dudo que se mantuvieran las ventas. El proceso de acción iónica o ionización ya se utilizaba hace años en la purificación del agua y del aire. El Dr. Nagakawa sabía que el titanio expuesto ante luz (energía) y agua (o saliva) generaba una gran cantidad de iones negativos con grandes beneficios para la salud bucodental. No necesita electricidad, pilas ni pasta dental y dura toda la vida. Para saber más visitar: www.soladey.es.

CEPILLO ELÉCTRICO: su uso es para gustos, hay quien lo prefiere manual y quien lo prefiere eléctrico. Lo mejor es probar y comparar con el cepillo manual o bien alternarlos ocasionalmente. Me gusta para limpiar determinadas áreas de la boca, sin esfuerzo pero sus vibraciones pueden ser también molestas.

EPÍLOGO

¡SÉ TU PROPIO DENTISTA!

A los amigos, como a los dientes, los vamos perdiendo
con los años, no siempre sin dolor.
— *Santiago Ramón y Cajal*

El uso de pastas dentífricas para el cepillado e higiene dental es un poderoso mito, implantado con tanta fuerza en el subconsciente de las personas, que será difícil hacerlo caer si no nos explican lo pernicioso de tal práctica para la salud dental. A veces, tras explicar los peligros de las pastas dentales, compruebo la profundidad que este mito tiene en algunas personas que me dicen que antes de empezar a cepillarse con el jabón (que les regalo) primero «van a terminar la pasta dental que tienen en casa, ya que han gastado dinero en ella…». Esto me deprime, porque revela claramente que no han comprendido nada del daño que la pasta les está haciendo. ¿Prolongarías la ingestión de un veneno cuando descubres que lo es, por el simple hecho de haberlo pagado? ¿No, verdad? Pues lo mismo sucede con la pasta dental y los colutorios que tienes en casa. Da su coste por perdido y tíralos a la basura, y empieza a cuidar tus dientes y huesos de verdad, cepillándote sin pasta dental.

A veces, muchísimas veces, los remedios simples son los mejores, pero la farmacología los denigra para vendernos sus productos basados en la química. Pero, nunca olvides que no existe mayor tecnología que la de la Naturaleza, que además nos lo da todo gratis. Es lo que sucede con el uso del jabón natural para limpiar los dientes, o con los enjuagues con aceite denominados Oil Pulling, o con la salmuera para curar las infecciones de la boca. Estos sistemas GRATUITOS limpian, desinfectan y esterilizan tu boca sin ningún coste y con gran eficacia. ¿Recuperaremos algún día el sentido común? ¿O seguiremos fascinados por la ilusión de los boticarios y su peligrosa tecnología? Me consta que muchas personas comprenden el peligro que subyace tras la utilización de pastas dentales, pero tal como me sucedía a mí mismo, carecen de alternativas viables para su abandono e información fidedigna al respecto. Sin duda, esta alternativa del cepillado con agua y jabón natural está llegando por vez primera a este país y a muchos otros, y lo ha hace para quedarse. Ayúdame a difundirla pues ahora posees toda la información para contrastarla con tu experiencia al respecto. Te dejo a continuación, mi programa de salud dental CLAREO®, para la regeneración natural de tus dientes, y con suerte puede ser la salvación de estos. ¡Ojalá yo lo hubiera conocido hace unos diez años!

Gracias por haberme seguido hasta aquí y dale la enhorabuena a tus dientes. Casi sin darte cuenta, te estás convirtiendo en tu propio dentista y considero que a partir de ahora dispondrás de mucho mejor criterio para saber qué debes hacer con tu dentadura y la de los tuyos. Si la cuidas de este modo tan natural, sin pastas de laboratorio, te aseguro que no te arrepentirás.

¡PASTA DENTAL NUNCA MAS!
CEPÍLLATE CON AGUA Y JABÓN NATURAL

PROGRAMA «CLAREO» PARA UNA REGENERACIÓN DENTAL NATURAL

• **Cepillado con Jabón Dental** tras las comidas, para una correcta limpieza y eliminación de la placa dental, de tal modo que facilite el constante reesmaltado de la dentadura por la saliva. Usar siempre un **cepillo blando** (protege las encías), y otro más duro para aquellas zonas moteadas ya sea por la caries o el sarro. Puedes hacer un **colutorio** a partir de la espuma del jabón dental, añadiéndole un poco de agua y lanzándola después entre los dientes por toda la cavidad oral. Otros utensilios interesantes son la seda dental, el irrigador, los microcepillos, el raspador de lengua, etc.

• **Salmuera** (agua caliente con sal): realizar enjuagues varias veces al día, siempre que haya problemas del tejido blando (encías inflamadas, úlceras, aftas, flemones, etc.).

• **Baños de sol** a cuerpo entero para sintetizar la **vitamina D** fácilmente por la piel.

• **Vitaminas D3 + K2** en suplementos para ayudar a recalcificar los dientes y huesos, y suplementos de minerales orgánicos: **calcio, magnesio, potasio y fósforo.**

• **Alimentación integral, orgánica y natural**, rica en crudos, fibra y minerales, prescindiendo todo lo posible de los alimentos procesados, envasados, azúcar, harinas, cereales y carbohidratos refinados. Consumir a menudo los siguientes alimentos de origen orgánico:

— Jugo de **Hierba de trigo** cultivada en casa, muy rica en Ca, K, Mg, P...

— **Sésamo** (leche de sésamo, tahini, gomasio…) y **chía.**

— **Cola de caballo (rica en silicio)** en infusiones para que aumente la biodisponibilidad de calcio.

— **Mantequilla** orgánica (procedente de animales alimentados con pasto verde) rica en vitaminas D y K2 (la vitamina que conduce el calcio al diente).

— **Queso Gouda y Edam**, por ser los más ricos en vitamina K2.

— **Kéfir**, rico en probióticos (bacterias intestinales buenas) y vitamina K2, entre otras.

— **Almendras** y otros frutos secos crudos, tales como **anacardos y avellanas**, todos ellos ricos en calcio y otros minerales orgánicos, así como sus leches vegetales.

— **Algas**, especialmente la **kombu, rica en yodo**, calcio, hierro, magnesio...

— **Higos secos, orejones y dátiles,** añadidos a batidos verdes crudos.

— **Aumentar el consumo de grasas (35%-40%** de la energía diaria) como son: mantequilla, aguacate, huevos, aceites de coco, oliva y lino, pescado y grasa de origen animal.

• **Batidos Verdes Crudos** de espinacas, kale, zanahorias... muy ricas en calcio y fosfatos, y añadirle un poco aceite de coco (u oliva) que multiplica la absorción de sus nutrientes.

• **Oil Pulling diario**, con aceite de coco. El mejor modo de sanear el 100% de la boca.

• **Aumentar la insalivación** de la boca. Consiste en bañar los dientes en saliva, para reesmaltarlos y para protegerlos mientras no podamos cepillarlos (la insalivación requiere de una buena hidratación, con dos litros de agua mínimo cada día).

• **Pasta de bicarbonato y sal**, hecha con un poquito de agua, para una limpieza abrasiva ocasional de las caries y del sarro, o de manchas de comida. Usar un cepillo de dureza media o duro en esas zonas afectadas. Se puede añadir arcilla y agua oxigenada diluida.

• Usar **Aceites Esenciales** (con precaución) 100% puros como el de árbol de té.

• Usar **MMS** (con precaución) como desinfectante oral y también como prevención anticaries.

• Usar **aceite ozonizado** como antiséptico dental y anticaries.

• **Xilitol** (en chicles) para los niños muy especialmente, en vez de otro tipo de chicles.

BIBLIOGRAFÍA

• *Cuidado dental holístico.* Nadine Artemis. Gaia. Madrid, 2016.
• *El engaño del flúor.* Christopher Bryson.
• *El hombre versus las caries.* George W. Heard.
• *Good theeth, birth to death.* Dr. Gerald F. Judd.
• *Guía para limpiar el hígado, la vesícula y los riñones.* Carlos de Vilanova. Sirio Editorial. 2014.
• *La dieta de los batidos verdes crudos.* Carlos de Vilanova. Sirio Editorial, 2015.
• *La dieta de Vilanova pro-metabolismo hepático.* Carlos de Vilanova. Arcopress Ediciones. 2018.
• *La vitamina K2 y la paradoja del calcio:* ¿Cómo una vitamina poco conocida podría salvar su vida. Dra. Kate Rheaume-Bleue. 2015.
• *Oil Pulling.* Dr. Bruce Fife. Ed. Sirio. 2015.

Referencias internet
• http://www.healingteethnaturally.com (probablemente el mejor sitio de internet para aprender a cuidar tus dientes)
• http://www.healingteethnaturally.com/dr-gerard-f-judd-denta...
• http://www.fluoridealert.org
• http://www.flouoridegate.org
• http://www.fixyourteeth.org/Gerard-Judd/index.html
• http://www.paradisenow.net/tratamientonatural-dolormuelas.html
• http://www.oilpulling.org y http://www.oilpulling.com/
•http://www.mercola.com (articulos.mercola.com/pasta-dental-llena-de-químicos)
• Fundación Dr. Weston Price: http://www.westonaprice.org
• Fluoride in Drinking Water: A Scientific Review of EPA's Standards. http://www.nap.edu/catalog/11571/fluoride-in-drinking-water-a-scientific-review-of-epas-standards.
• Informe Roholm: http://cof-cof.ca/wp-content/uploads/2012/10/Roholm-Fluorine-Intoxication-A-Clinical-Hygienic-Study-Copenhagen-Denmark-1937.pdf
• Discovery Salud: Los graves peligros del flúor. http://www.dsalud.com/index.php?pagina=articulo&c=1762
• http://rescatatusalud.blogspot.com.es/2012/09/la-mentira-sobre-las-cremas-dentales-y.html
•https://www.ocu.org/salud/medicamentos/noticias/triclosan-queremos-que-se-restrinja-su-uso
• Mercury Safe Dentists - Mercury Free (Amalgam Free) Dentists: http://www.dentalwellness4u.com/freeservices/find_dentists.html
• Asociación Dental Holística: http://holisticdental.org/find-a-holistic-dentist

• Mercury Free Dentistry (Odontología libre de Mercurio): http://www.toxicteeth.org/dentistsDoctorsProducts.aspx
• Foro de Jim Humble acerca del MMS: https://g2cforum.org/

España:
• http://www.mercuriados.org/
• http://www.mercurioenlaboca.org/
• https://amalgamadentalmercurio.wordpress.com/
• Un caso de intoxicación por mercurio: http://www.lavanguardia.com/lacontra/20110921/54219007005/el-mercurio-de-mis-empastes-dentales-me-intoxico.html
• La OMS recomienda abandonar el uso del mercurio en amalgamas: http://www.who.int/water_sanitation_health/medicalwaste/mercurio_es.pdf

Dentistas biológicos:
• http://albaclinicadental.com/es/odontologia/empastes-mercurio/
• http://odontologia-holistica.com/

Videos informativos:
• The Fluoride Deception. (El engaño del flúor). (Subt. en español): https://vimeo.com/9554767 https://www.youtube.com/watch?v=RQc4yJwLBsQ&feature=youtu.be
• An Inconvenient Tooth - FluorideDocumentary (en inglés): https://www.youtube.com/watch?v=sh-oeu2L8yM
• Los riesgos del agua fluorada por el Dr. Bill Osmunson: https://www.youtube.com/watch?v=yICQjsmZ-dQ
• Video sobre liberación de vapores de mercurio en las amalgamas dentales: https://www.youtube.com/watch?v=oBE4w6DU10o
• Cómo hacer vegetales fermentados: https://www.youtube.com/watch?v=-RPM2AmuSMM

MMS:
• http://www.dsalud.com/reportaje/el-mms-o-la-solucion-mineral-milagrosa/
• https://www.youtube.com/watch?v=6rMPxPzZWzY